周俭 /著

滋味

zi wei

味

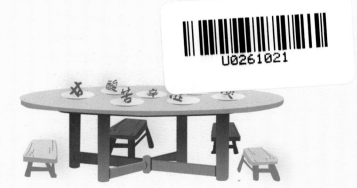

化学工业出版社

·北京·

内容简介

《滋味》来自生活中的一餐一饭，来源于每一段人生体悟。本书作者通过对中医药七味的解读，引读者领略日常饮食的不同滋味，以有趣的亲身经历、故事回忆带读者品读百味人生。

图书在版编目（CIP）数据

滋味 / 周俭著. —北京：化学工业出版社，
2019.11
ISBN 978-7-122-35257-6

Ⅰ.①滋… Ⅱ.①周… Ⅲ.①食物疗法-普及读物
Ⅳ.① R247.1-49
中国版本图书馆 CIP 数据核字（2019）第 211429 号

责任编辑：章梦婕　姚　烨　　　　　　美术编辑：王晓宇
责任校对：宋　玮　　　　　　　　　　装帧设计：芊晨文化

出版发行：化学工业出版社（北京市东城区青年湖南街 13 号　邮政编码 100011）
印　　装：中煤（北京）印务有限公司
880mm×1230mm　1/32　印张 9½　字数 211 千字　2021 年 5 月北京第 1 版第 1 次印刷

购书咨询：010-64518888　　　　　　　　售后服务：010-64518899
网　　址：http：//www.cip.com.cn
凡购买本书，如有缺损质量问题，本社销售中心负责调换。

定　　价：48.00 元

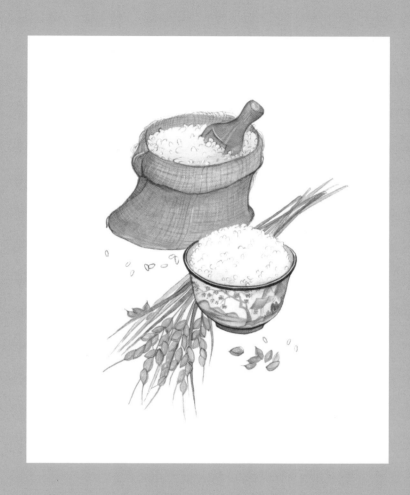

甘味

GAN
WEI

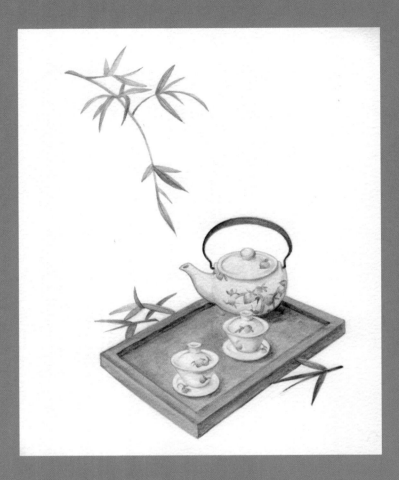

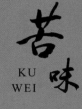

苦味

KU
WEI

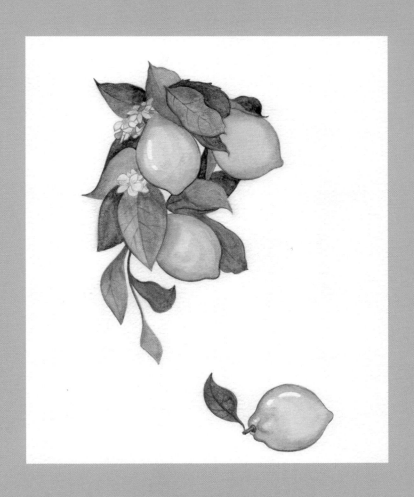

SUAN
WEI

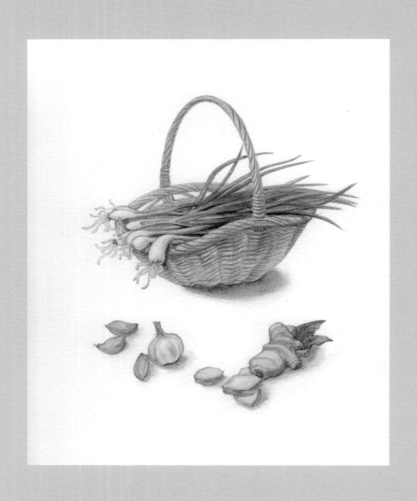

辛味

XIN
WEI

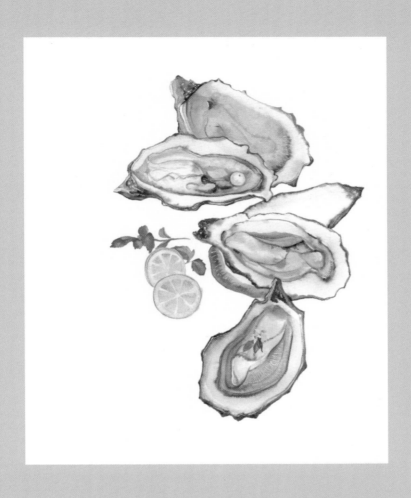

XIAN
WEI

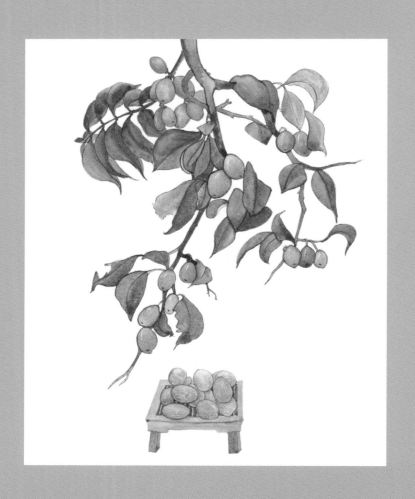

涩味

SE
WEI

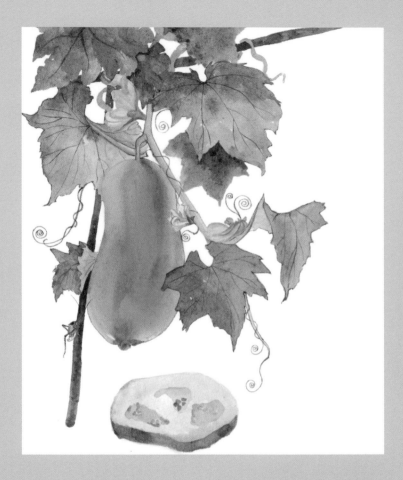

淡味

WEI

目录
CONTENTS

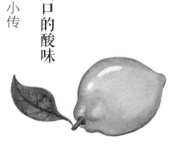

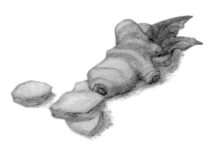

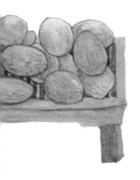

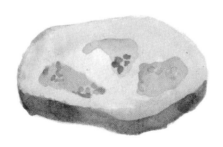

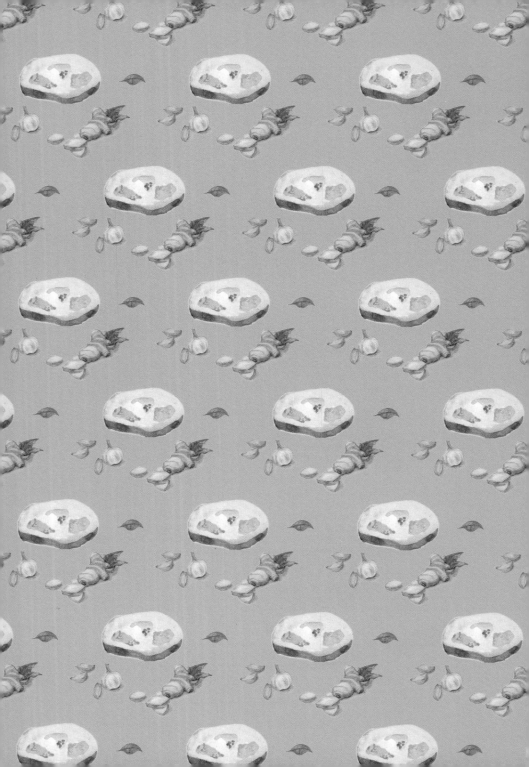

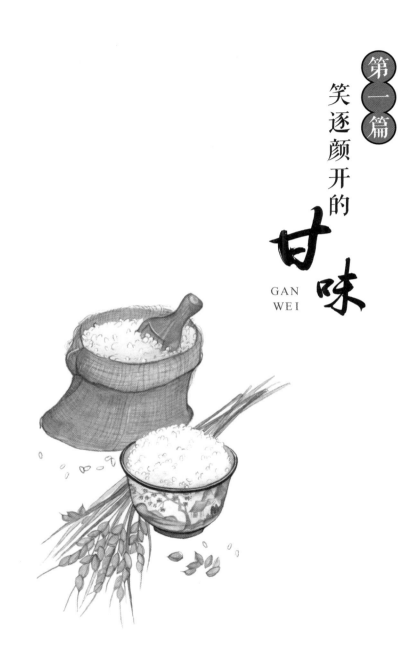

第一篇

笑逐颜开的

甘味
GAN WEI

甘味小传

甜味是大众情人，人见人爱。

甜味是比较通用的说法。按照中国传统医学的理论，甜味应归属于甘味。

我根据人们对甘味的直观感受，把甘味食物分为三大类：先知先觉的甘味、后知后觉的甘味、不知不觉的甘味。

2008 年 4 月 30 日，我在北京市长富宫会议厅参加了国际生命科学学会中国办事处主办的"甜与健康学术研讨会"。一位美国教授在报告中介绍了一个实验：刚出生的新生儿一接触到甜味饮料，脸上会立刻出现灿烂的笑容，说明甜味给人的是一种美好的感觉，人们对甜味的喜爱是与生俱来的。

一、先知先觉的甘味

此处的先知先觉与通常的含义不同，不是预先了解、未卜先知的意思，而是指舌尖刚一接触，立刻就可感觉到的食物甘味。

先知先觉的甘味食物多见于调料类、薯类、水果类、蔬菜类、乳类。

◎ **调料类**

调料类如蜂蜜、饴糖、蔗糖（白糖、砂糖、冰糖等），这些食物含有单糖或双糖，甜得醇厚，甜得直接，在舌尖上久久地挥之不去。

甘味是很好的调和剂，在烹调时可以协调诸味，甘味调料还可以提鲜、提味。做菜时，尤其是做素菜，只需放一点点糖，菜就好吃多了。

◎ **薯类**

薯类主要是指甘薯，俗称甜薯，如红薯、白薯、紫薯等。红薯含糖分多，味道更甜。

◎ **水果类**

北方地区的甘味水果以梨、苹果、桃、西瓜、葡萄、大枣、柿子为代表。

南方地区的甘味水果以芒果、荔枝、桂圆、甘蔗、香蕉、木瓜、菠萝、榴莲、波罗蜜为代表。

水果中主要含有果糖、葡萄糖、蔗糖以及一些芳香物质，带有香甜的味道。

◎ **蔬菜类**

蔬菜类有甜菜、南瓜、胡萝卜、甜椒等，其中甜菜含有丰富的蔗糖，可以和甘蔗媲美，从中提取出红糖、白糖，供人们食用。

◎ **乳类**

乳类如牛奶、羊奶等，含有少量乳糖，有淡淡的甜味。

二、后知后觉的甘味

与先知先觉的甘味食物不一样，有些食物刚开始吃时并不会感觉到它的甘味，细细吃、慢慢品之后，方能体会出其中的甘味。主要为谷类和部分薯类。

◎ **谷类**

谷类是我国主要的粮食作物，为禾本科植物的种子。谷类包括稻类（有粳米、籼米、糯米、紫米等）、麦类（有小麦、大麦、燕麦、荞麦等），还有小米、黄米、高粱等，经过加工，脱去谷皮，才能食用。

谷类含有 60%～70% 的糖类，以淀粉形式存在。淀粉本身不甜，但当人们不断咀嚼，在唾液淀粉酶的作用下，大分子的淀粉逐渐分解为简单的糖，甜味慢慢就出来了。古人强调细嚼慢咽，除有助于消化外，也有助于味觉的享受。

◎ **薯类**

薯类是根茎类作物。除前面"先知先觉"中提到的甘薯外，还有马铃薯（又称土豆、洋芋）、薯蓣（别名山药）、芋艿（俗称芋头）等，这几种薯物，一般刚吃时不甜（特殊品种除外），经过咀嚼，其中的淀粉也会产生类似谷类的反应。

三、不知不觉的甘味

有些食物吃起来并不觉得甜，但古本草记载却是"甘味"，我把它们划归为"不知不觉的甘味"。

这类食物有豆类、菌类、肉类、蛋类等。

◎ **豆类**

常见豆类有黄豆、黑豆、青豆、绿豆、红小豆、豌豆、扁豆、刀豆。豆类也要区别对待，黄豆、黑豆、青豆属大豆类，含有高达 40% 的优质蛋白。绿豆和赤豆则含蛋白质少。

◎ **菌类**

菌类主要有松茸、猴头菇、香菇、平菇、草菇、银耳、木耳等。菌类有降血脂、软化血管、抗肿瘤的作用。

◎ **肉类**

该类有猪肉、牛肉、羊肉、鸡肉、鸭肉等，以及各种鱼肉。

◎ **蛋类**

该类有鸡蛋、鸭蛋、鹅蛋、鸽子蛋、鹌鹑蛋等。

◎ **其他**

除鱼类外的其他海产品，如海参、牡蛎、鲍鱼、海螺等同样属于此类。

上述食物口感不甜，把它们划归于"不知不觉的甘味"之列。

食物本身明明不甜，却要带上"甘味"的标签，这源于中医对"味"的认识。

中医认为食物的"味"从两方面考虑：一是食物口尝的真实味道，即甘、苦、酸、辛、咸、涩、淡；二是通过长期实际观察食物作用于人体后的反应和总结，它是食物作用的高度概括。

滋味相同的食物，作用相近；滋味不同的食物，作用有别。一般来讲，具有滋养补虚、调和药性的食物，多具有甘味。

中医的甘味分为狭义的甘味和广义的甘味两种。狭义的甘味，如先知先觉的甘味、后知后觉的甘味，属于直接感受出来的甜味。广义的甘味既包括先知先觉的甘味、后知后觉的甘味，又包括不知不觉的甘味（即具有补益作用的不甜之品）。既体现了食物本身真实的"味"，也包含了食物医理作用的"味"。中医的"甘"超越了实际味觉的范围，比甜的含义更为丰富。

甘味好吃又能补益，但需要注意的是，甘味滋腻性缓，过食则会影响脾胃的运化，造成食欲下降，在湿热的夏天尤其要注意，少食为佳。

甜蜜蜜

1996 年正值香港回归前夕，香港电影《甜蜜蜜》公映。电影讲述的是男女主人公由大陆到香港奋斗的故事，电影一经推出，好评如潮，风行一时。歌曲《甜蜜蜜》在电影中反复出现，贯穿始终。

　　"甜蜜蜜，你笑得甜蜜蜜
　　好像花儿开在春风里
　　开在春风里
　　在哪里，在哪里见过你
　　你的笑容这样熟悉
　　我一时想不起
　　啊——在梦里
　　梦里，梦里见过你
　　甜蜜笑得多甜蜜
　　是你，是你，梦见的就是你
　　在哪里，在哪里见过你
　　你的笑容这样熟悉
　　我一时想不起
　　啊——在梦里"

在邓丽君的婉约歌声（庄奴作词）衬托下，一曲《甜蜜蜜》把一对年轻人热恋的心情很好地表达出来，心如蜜一般甘甜，情如蜜一样缠绵，令人醉在其中。

为什么用"蜜"来形容呢？因为其甜度是蔗糖的 1.5 倍，蜂蜜的甜可想而知。"蜜"是由蜜蜂采集的花蜜酿造加工而成的浓稠液体。蜂蜜含有大量的果糖和葡萄糖，果糖是在自然界中最甜的物质，故有"蜂糖"之称。

我国食蜜的传统由来已久，大约在春秋时代，蜂蜜就是珍贵的上等食品。《神农本草经》记载蜂蜜"安五藏诸不足，益气补中，止痛解毒，除众病，和百药。久服强志轻身，不饥不老"，将其列为上品。

蜂蜜营养丰富、色泽鲜润、味道清香、甜而不腻，不易变质。

蜂蜜的应用相当广泛，菜肴、食品、药品无处不用。

◎ **烹调菜肴**

蜂蜜虽不如蔗糖的使用率高，但能够起到画龙点睛的作用，除了增加甜味外，还可以上糖色、增菜香，使口感更为丰富。以蜂蜜制作的名菜有：江苏的"蜜汁上方"、云南的"蜜汁云腿"、广东的"蜜汁叉烧"、上海的"蜜汁排骨"、广西的"荔浦芋头扣肉"等。

◎ **加工食品**

蜂蜜中糖的成分主要是果糖和葡萄糖（属于转化糖），且果糖多于葡萄糖。果糖有很大的吸湿性，可使食品松软，质感均匀，还可以美化糕点的色泽、增加醇醇的香气，如蜂糕、蜂蜜面包、蜂蜜蛋糕等。

蜂蜜可用来腌制果品，制成果脯蜜饯类，如蜜枣、杏脯、梨脯等。蜂蜜还可以用来制作如蜂蜜水果茶、果酱、水果罐头等，口味营养俱佳。

◎ 中药制药

中药里使用蜂蜜炮制药材的情况比较多，用蜂蜜可以增加药材的补益作用。如生甘草可清热解毒，生黄芪主要是利水消肿，蜜制成"炙甘草""炙黄芪"后，补气作用大大增加。又如款冬花蜜炙后增强了其润肺止咳的作用。

蜜丸是我国的传统剂型之一，是用药物细粉与炼制过的蜂蜜混合起来制成的丸剂。蜜丸味道甘甜，口感柔软，作用和缓，兼有补益和矫味的双重作用，适合于慢性病调养，如补中益气丸、六味地黄丸、杞菊地黄丸、乌鸡白凤丸等。

中药讲"甘则缓之"，用蜂蜜还可以缓和药性、降低药物的副作用，蜜和药为丸也有此意。如大山楂丸，炼蜂蜜为丸，防止山楂过酸伤胃。

以蜜制丸，可以隔绝空气，一定程度上防腐，日久不变。炼蜜制膏，保存的时间也较长，不容易变质。

蜂蜜在延年、美容方面也有作为。

我家邻居，一位老奶奶，年已八旬，皮肤没有皱褶，光滑如玉，问她有何秘方，是否用了什么高级美容品，老奶奶笑道："嗨，我就是靠蜂蜜。"老奶奶用蜂蜜，是内外兼修。每天早上，空腹饮用一杯蜂蜜水，以滋润胃肠；到了晚上，先用温水清洗脸部，然后用蜂蜜水涂抹，20分钟后，再用温水清洗干净。她坚持了几十年，到现在颜面皮肤又白又润，容颜不老。实际上美容是蜂蜜抗衰老的外在表现。

蜂蜜的种类比较多，如何挑选好的蜂蜜呢？

不同季节的蜂蜜：可以分为冬蜜、夏蜜、春蜜，其中以冬蜜最好。

不同花采的蜂蜜：可以分为槐花蜜、梨花蜜、枣花蜜、荆条花蜜、葵花蜜、荔枝花蜜、荞麦花蜜、紫云英蜜等，其中以枣花蜜、荔枝花蜜、紫云英蜜质量较好，味甘甜，还带有花的芬芳。

　　不同颜色的蜂蜜：颜色深浅也可作为衡量蜂蜜品质的指标之一。一般颜色呈浅琥珀色的蜂蜜最佳，味道和气味较好。色深则质量较次。

　　大多数情况下，蜂蜜对人们是有益的。但是也有例外，像糖尿病患者血糖高，吃了蜂蜜会更高。蜂蜜还可以使热量增加，多吃会使肥胖者更胖。

　　此外，蜂蜜质地润滑而黏稠，夏季雨水多、湿气重，也不适宜喝蜂蜜。身体痰湿内蕴、咳嗽哮喘、腹部胀满、大便溏泄的人，也不宜服用。

　　所以，只有选择品质上好的蜂蜜，并加以合理使用，才会使我们的生活更甜蜜、更美好。

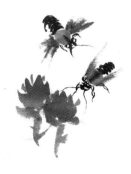

常用的蔗糖

吃过甘蔗的人，都能体会到甘蔗的甜美，这个甜味是甘蔗中蔗糖带来的感官享受。人们把它提炼出来，方便食用。甜菜及一些水果中也存在着丰富的蔗糖。

日常生活中人们使用蔗糖的机会是比较多的。在世界食糖总产量中，蔗糖约占 65%，我国则占 80% 以上。

从糖的加工制作看，经历了由粗到精的过程，从而产生不同的品种。

首先，将甘蔗或甜菜肉榨汁，生产出来的是粗制糖，也叫赤砂糖。赤砂糖也称红糖，是未经脱色精制的砂糖，呈黄褐色或红褐色，颗粒表面沾有少量的糖蜜。红糖纯度低于白砂糖，甘甜浓郁，味道厚重，一般多做卤制用。

接着，经过滤、沉淀、蒸发、结晶、脱色和干燥等工艺再加工生产出来的是"白砂糖"，简称为砂糖。白砂糖为白色粒状晶体，纯度高，蔗糖含量在 99% 以上。

绵白糖是用细粒的白砂糖加上适量的转化糖浆加工而成的，色泽洁白，味道纯正，质地细软，其中蔗糖的含量在 97% 以上。

绵白糖和白砂糖统称为"白糖"。白糖味轻，甜而不腻，色泽纯正，用途最广。

冰糖是白砂糖的另一个产品，为白砂糖的结晶再制品。一般采用静置结晶法而得，得出来的制品以白色为多，结晶如冰状，故名"冰糖"。冰糖品质纯正，不易变质，可做成糖果等；也可作为甜味剂，配制药品，浸渍酒类和滋补类药等。

白糖、冰糖、红糖的营养成分大同小异，均以糖类（蔗糖）为主。红糖属于粗制糖，保留的矿物质（如铁等）含量相对比较多一些。

◎ 白糖

白糖颜色洁白，味道甘甜纯正。因此，在烹饪、食品加工中使用率最高。江苏、浙江人喜欢甜口，炒青菜也要放一点点糖，可以提鲜，丰富菜肴的口感。

做好红烧肉的关键是上糖色。一般用白糖上糖色，锅中放少许油和白糖，在火上不断搅拌，白糖逐渐由白变黄，起泡泡，迅速放入已切好的肉块，翻炒至肉块沾满糖色。

白糖味甘，性质平和，作用于脾、胃经，功效为润肺生津、补益中气。《本草纲目》记载"润心肺燥热，治嗽消痰，解酒和中，助脾气，缓肝气"。

◎ 红糖

红糖别名"赤砂糖""紫砂糖""黑砂糖"，味道比白糖甜，显得比较厚重，性质偏温，主要作用在脾、胃、肝等脏腑，具有补中缓肝、活血化瘀、和胃降逆的功效。《医林纂要》概括得比较全面，可以"暖胃，补脾，缓肝，祛瘀，活血，润肠"，适合用于寒证，供血瘀、体质偏寒者食用。比如着凉感冒，出现恶寒重、发热轻、咳嗽、舌苔薄白、脉浮时，可用"红糖生姜汤"。

红糖生姜汤

取生姜10克、红糖适量，放入锅中加清水，大火烧开后，改用小火煮10分钟，即可停火。

如果是妇女，月经期吃多了冷饮、冰棍儿、冰淇淋，寒气传至腹部，可能会引起腹痛，辨证属于寒性痛经，也可以服用"红糖生姜汤"。

红糖甘温，善温中，且活血化瘀；生姜辛温，发散。二者合用，可辛甘发散，驱除风寒之邪。既可以用于风寒感冒，也可以用于寒性腹痛、寒性痛经。

◎ 冰糖

冰糖色泽美观，晶莹剔透，品质纯正，甜而不腻，除可作糖果食用外，还可用于作高级食品甜味剂、加工药品、配制酒类和滋补类药等。其味甘，性质偏凉，作用于肺、脾、胃经。功效为润肺生津、止咳化痰、补中益气和胃，多用于肺系病症。

冰糖马蹄水

取马蹄（即荸荠）100克，冰糖适量。马蹄洗净，切片，放入锅中，加水煎煮，用冰糖调味。每日1～2次。

马蹄味甘，性寒，作用于肺、胃经，具有清热、化湿、祛痰等功效，可用于温热病、咳嗽痰黄、咽干喉痛、消化不良等症。

马蹄生长在湖边、河边，以球茎作蔬菜食用，也称为荸荠，外表的皮色紫黑，里面的肉质洁白，味道甜，汁液多，清脆可口，自古有"地下雪梨"之美誉，北方人视之为江南人参，是大众喜爱的时令之品。

蔗糖在人们生活中占有重要的位置。可是有些人因为糖尿病、肥胖症等不能吃含有蔗糖的食品，远离甘味，生活失去了一大乐趣。因此，科学家们研发出一系列的低热量甜味剂，如甜菊苷、阿斯巴甜等。现在许多大商场都设有糖尿病食品专柜，糖尿病患者也可以享受"甘甜"美味的食品了。

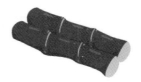

好吃好玩的饴糖

　　糖是用来吃的，怎么和玩扯上关系？还真有一种糖，能吃能玩，它就是饴糖。

　　以前，在城镇的街巷里，一些小贩常挑着担儿卖饴糖。他们手里不停地敲着小锣叫卖，担子里有糖块、糖条、糖卷等，数量多且便宜的是小碗装的糖稀（饴糖）。

　　孩子们看见担子就走不动了，缠着大人要买，实在不给买也不肯离去，眼巴巴地盯着这些玩意儿。

　　当时小贩为了求生意，想出了以旧物换糖的方法。要买糖没钱没关系，拿家里的废旧物品来换，如旧衣服、旧鞋子、牙膏皮、废铜烂铁等均可。

　　这一招果然有效，很受孩子们的欢迎，常常见小孩子急火火地跑回家，翻箱倒柜，四处寻找物品，甚至把家里没有用完的牙膏挤出来，用牙膏皮去换糖吃，即便挨打挨骂，心里也觉着甜滋滋的。

　　终于把糖稀拿到手了，孩子们先玩，用筷子挑起糖稀，卷起来，饴糖黏性很大，拉开长长的，合并再拉开，如此反复，乐在其中。等玩够了，才慢慢地一点一点地把糖放进嘴里含着，最后才恋恋不舍地吃进去。

饴糖与蜂蜜、蔗糖等一样，也属于甘味调料。饴糖是米、麦、粟或玉米等粮食经发酵糖化制成的一种浓稠状的调味品。饴糖也是一种很古老的食品，《诗经》称饴，《急就篇》称"饧"，《本草经集注》称"胶饴"。

古代也有关于饴糖的诗篇留存，如唐代大诗人白居易的"留饧和冷粥，出火煮新茶"；宋代诗人宋祁的"箫声吹暖卖饧天"，以及"卖饧时节近，处处有吹箫"等。真实地反映了当时的情景。

◎ **饴糖的品种**

按原料：分为糯米饴糖、粳米饴糖、籼米饴糖、小米饴糖、大麦饴糖、玉米饴糖等，其中糯米饴糖质量最好。一般以颜色鲜明、浓稠味纯、洁净无杂质、无酸味者为上品。饴糖甜度不大，一般呈稠浓液态，黄褐色。

按质地：饴糖有软、硬之分，软者为黄褐色黏稠液体，俗称糖稀，非糖类成分多。药用以软饴糖为好。硬者系软饴糖经过滤提纯，除去渣滓，混入空气后凝固而成，为多孔之黄白色糖块。食用多为硬饴糖。

饴糖以麦芽糖为主，并含有一定量的维生素和矿物质等营养成分。广泛应用于食品中，能起到增甜味、增香气、增光泽、滋润、弹性的作用，还可以抗氧化，能抑制食品中微生物的生长。

在烹调中，饴糖可作为上糖色的原料，多用于烤、炸品之类。饴糖作为赋色剂使用时一般要稀释，涂抹在食物的表面，经过烘烤或炸制，使菜肴外观色泽光亮，表皮酥香。菜品呈现出红褐色，诱人食欲。

代表的菜品有江苏的"烤方"、北京的"烤鸭"、广东的"烤乳猪"、广西的"芋头扣肉"等。

在临床治疗中，饴糖也有作为，体现在两个方面。一方面是作为辅料，制成膏剂，如复方梨膏、复方枇杷膏、健胃膏等；另一方面是直接使用，发挥其作用。饴糖："补脾精，化胃气，生津，养血，缓里急，止腹痛"（《长沙药解》）。可将饴糖兑入中药汤剂溶化服用。

张仲景是唐代著名医家，著有《伤寒论》，其中的"小建中汤"广为流传。

小建中汤

方中桂枝9克、白芍18克、生姜9克，甘草6克、大枣6枚、饴糖30克。该方重用甘温质润的饴糖为君药，目的在于以甘味疗病，养脾胃，补虚乏，缓急止痛。

又如，出自《金匮要略》"大建中汤"：

大建中汤

人参9克、干姜5克、花椒3克，煎汤取汁；加入饴糖18克，再煎溶化后服。

本方仍以饴糖补中缓急为主，以人参益气补中，干姜温中散寒、止呕，花椒温中止痛。全方意在健中温阳而止呕止痛，用于脾胃阳虚、阴寒内盛、腹痛、呕吐、不欲食。

饴糖还能润燥止咳。《千金要方》记载饴糖"止肠鸣、咽痛，除唾血，却卒嗽"。治疗咽喉干燥、喉痒咳嗽者，单用本品噙咽，亦可收润燥止咳之效。

白萝卜饴糖汁

用白萝卜 1 根，洗净，切成丝，捣汁 1 碗，兑入饴糖 10 克，徐徐饮服，每日 1 剂，直至见效。治疗大人、小儿顿咳不止。

饴糖既能润燥止咳，兼能补益肺气，也适用于肺虚久咳、干咳痰少、少气乏力等症。单用饴糖恐力弱；为了增加效力，可与大枣、百合、杏仁等补肺润肺止咳之品配伍。

饴糖性质比较黏腻，容易助湿生热，令人脘腹满闷、不思饮食，故湿热内郁、恶心呕吐、痰热咳嗽、食积、消化不良等症不宜食用。

南方人的主食

　　长期以来，我国人民的膳食一直以谷物为主食，谷物主要含有糖类（俗称碳水化合物），以大分子淀粉的形式进入人体，先转化成糊精，然后逐渐分解成葡萄糖，供给大脑和身体热量。所以，人们把谷类作为主要食粮，补充日常热量，以推动人体各器官正常运转。

　　南方雨水多，适合种水稻。就地取材是最经济的供给，所以南方人以稻米为主，丰衣足食。

　　稻米分为粳米、籼米和糯米。

　　糯米质地黏糯，一般逢年过节才吃，包粽子、摇元宵、包汤圆、蒸八宝饭等，平常吃得并不多。

　　日常吃的还是以粳米和籼米居多。

　　粳米的米粒比较粗短，一般呈椭圆形或圆形，米粒丰满肥厚，质地硬而有韧性。煮的饭黏性和油性均较大，口感绵软，出饭率低。广东人称之为"肥仔米"，东北大米、珍珠米、江苏圆米都属于粳米。粳米属于优质大米。

　　籼米的米粒比较细长，黏性较小，吸水性强，膨胀程度较大，出饭率高。米质较脆，煮出来的饭比较稀松，米粒比较独立。相比粳米而言，口感少了几分黏腻，多了几分爽口。

做"鸡蛋炒饭"时，千万别选粳米，炒出来的饭会黏黏糊糊的。最好选用籼米，炒出来的饭清清爽爽，吃着利落。我国湖南、湖北、广西、江西、四川的大米多属于籼米。

南方人对大米的喜爱，体现在日日吃、顿顿吃。就连晚上吃不完的剩饭，也留着。第二天早上把剩饭、剩菜和少量清水混合在一起，小火"咕嘟咕嘟"煮成汤泡饭（也有叫做"烫饭"的）。吃起来有稀溜溜、热乎乎的感觉。

现在家庭做"汤泡饭"的少了，一些餐馆菜谱上专门设有"汤泡饭"，供怀旧的人们点餐。每当吃起汤泡饭，往日的情景一一闪过，那是家的感觉。

古代医家十分重视脾胃在人体中的作用。金元时期的医家李东垣著有《脾胃论》，是脾胃学说的创始人。书中曰："阴精所奉，谓脾胃既和，谷气上升，春夏令行，故其人寿。阳精所降，谓脾胃不和，谷气下流，收藏令行，故其人夭。"内伤脾胃，百病丛生。

大米是补脾胃的佳品。如孙思邈《千金要方》食治专篇中提到粳米"平胃气、长肌肉，温中"。《日华子本草》："壮筋骨，补肠胃"。

大米除做饭外，还可以煮粥。粥性柔软，与人体脾胃之性相合，备受历代医家、养生家的推崇。

北宋文人张耒，认为粥是补养之品。他在《粥记》中写道："每晨起，食粥一大碗，空腹胃虚，谷气便作，所补不细，又极柔腻，与脏腑相得，最为饮食之良。"

南宋诗人陆游深受米粥补养之益，享年八十有六，他专门写了一首《食粥》诗，"世人个个学长年，不悟长年在目前。我得宛丘平易法，只将食粥致神仙。"

我们在整理古代食养食疗方时，发现在各种剂型中，粥的使用率也是比较高的。

这里介绍一个古书里的粥方，来源于唐代孟诜《食疗本草》的"柿粥"。

煮大米粥的前提，是要选择合适的大米。根据前面的介绍，粳米是比较好的原料，这样煮出来的粥水米相融。如果是用籼米煮粥，总觉得水是水、米是米，水米怎么也融不到一起，口感很差。

柿粥

干柿末 20 克，粳米 50 克。将粳米洗净，放入锅中，加水适量，大火煮开后，改用小火继续煮至米将熟时，放入柿子末，煮沸片刻，拌匀即成。每日分 2 次吃。

原方主治"小儿秋痢"。小儿秋痢乃因小儿脾胃嫩弱，内为乳食所伤，外有秋燥侵入，食积燥热蕴毒而成痢下，法宜清热润燥、健脾止痢。

柿子味甘涩、性凉，入心、肺、大肠经，有清热解毒、润肺生津之效。《日华子本草》谓其能"润心肺，止渴，涩肠，疗肺痿、心热、嗽，消痰，开胃"。

粳米味甘、性平，益脾胃而易消化，与柿相配，标本并治，共同清热润燥、健脾止痢。

此外，尚处于哺乳期的婴儿，可由乳母食此粥，效同。

天天吃大米饭、喝大米粥，未免单调。人们就把米研成粉，开发出米粉系列，制作成汤粉、卷粉、米糕等食品。

米粉：是以大米为原料，经浸泡、蒸煮及压条等程序制成的条状食品。著名的米粉有桂林米粉、江西米粉、台湾新竹米粉、湖南米粉，它们质地柔韧，富有弹性，配以不同的调料和蔬菜，可做成汤粉，或者干炒河粉。

米线：是选用优质大米，经发酵、磨浆、滤条、蒸粉、压榨等工序制成的细线状食品。以云南米线最为著名，用当地采摘的新鲜食用菌配汤，极其鲜美可口。

卷粉：将米浆置于布上，上锅蒸熟，放入不同的食材，卷制而成。如叉烧卷粉、菜心卷粉、牛肉卷粉、虾仁卷粉等。

米糕：以米粉为基础，配上不同食物，上锅蒸熟，做成萝卜糕、马蹄糕、芋头糕、大枣糕等。

米粉系列丰富了大米食品的种类，给人们带来更多的选择和享受。

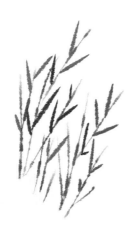

北方人的主食

　　自古以来，我国南方人喜欢吃米，北方人喜欢吃面，这与当地的气候和土壤有关。南方天气热，雨水多，适合种植水稻。北方温度偏低，气候干燥，山区较多，雨水少，适合种植耐旱耐寒的玉米、高粱、莜麦、荞麦、青稞、小麦等，遗憾的是这些谷物大多数营养价值较低，唯有小麦的营养价值比较高。

　　北方地区蔬菜少，就得在主食上想办法、下功夫，面食的品种花样比大米多很多。

　　先看看用面粉做的面食：馒头、花卷、面条、饼类、烤馕、麻花、油条、焦圈、螺丝卷、揪片、炒面等。

　　饼类又细分为大饼、烧饼、油饼、发面饼、烫面饼等。

　　面条又细分为挂面、切面、龙须面、手擀面、方便面等。配上不同的调料，可以做成兰州拉面、山西刀削面、朝鲜冷面、北京炸酱面等。

　　再看看带馅的面食：饺子、蒸饺、煎饺、锅贴、盒子、馄饨、包子、烧卖、馅饼、肉龙、锅盔、肉夹馍等。饺子主要看馅料，陕西有百味饺子店，百菜百味。包子与制法有关，如大包子、小包子、小汤包、生煎包、蟹黄包子等。著名的有天津狗不理包子、北京的庆丰包子、西安贾三灌汤包等。

小麦和大米都是谷类中的佼佼者，也是人们经常吃的主食，小麦与大米相比，营养有什么特点呢?

碳水化合物丰富：米和面都是含70%以上的碳水化合物，能提供人体所需要的热量。

蛋白质：小麦蛋白质含量略高于于大米，但是质量却比大米差。大米所含蛋白质的生物价值在谷类是比较高的。二者都缺乏赖氨酸，需要从豆类、动物食品中补充。

维生素、矿物质：小麦含有较多的维生素B_1。小麦含钙、磷、钾、镁较多，大米含锌、铜较多。

所以，在营养综合利用方面，米、面大体相当，不分伯仲。

我们再来看看中医是怎么认识小麦的。据唐代陈藏器所著的《本草拾遗》记载："小麦面，补虚，久食。实人肤体，厚肠胃，强气力"。清代吴仪洛著的《本草从新》曰："补虚养气，助五脏，厚肠胃，北方者良。"

由此可知，小麦的营养作用要比稻米更广泛一些，可以作用于全身。

◎ **作用于上焦**

心居于人体的上焦，小麦可以养心安神，适用于失眠、多梦、心悸、心慌等症。

唐代医家张仲景著有《金匮要略》，其中有一方"甘麦大枣汤"，流传已久。

甘麦大枣汤

甘草10克，小麦10克，大枣5枚。加水大火煎开，改用小火慢煎20分钟即可。每日2次。

小麦养心而安神，甘草和中缓急，大枣补益中气，并润脏燥。三物合用，甘润滋养，有养心安神、和中缓急之效。适用于思虑过度、心阴受损、脏阴不足所致的脏燥；症见精神恍惚，时常悲伤欲哭，心中烦乱，睡眠不安。如果是更年期综合征，或神经衰弱辨证属于心阴不足者可应用。

◎ 作用于中焦

脾胃居于人体的中焦，小麦可以健脾胃、厚肠胃、增气力。吃面食，就是健脾益气，培补脾胃"后天之本"。五脏之气、血脉精髓，因脾胃水谷的滋养得以充溢，周身筋骨、筋肉、皮肤得以强健。

◎ 作用于下焦

肾居于人体的下焦，小麦可以补益肾气，补"先天之本"，改善中老年人的肾气虚弱诸证。

山药茯苓包子

山药粉100克，茯苓粉100克，面粉500克，白糖、红绿果脯、桂花糖、植物油各适量。先将白糖、植物油、红绿果脯、桂花糖调制成馅心，备用。山药粉、茯苓粉放入盆中，加清水调成糊状，上蒸笼蒸半小时后取出，与面粉和匀，擀皮，装入馅心，做包子蒸熟即可。适量食用。

方中山药健脾补肺、固肾益精；茯苓作用于脾胃经，具有健脾益气、渗湿利水的功效；小麦面粉健脾益气。三物均为甘平之品，合用共奏健脾益肾、固涩止遗之效。适用于中老年保健，以及脾肾不足之尿频、遗精、遗尿等症。

综合看来，小麦面除补中焦脾胃外，还补上焦和下焦，作用全面，而且花样繁多，深受老百姓的喜爱。

现在人们的经济条件比以前好多了，物流通畅方便，南方人主食不局限于大米，北方人主食也不局限于小麦，经常换着吃，饮食更有情趣，营养更为丰富。

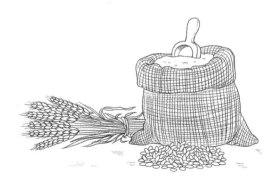

沁州小米

在我国，民间有产妇坐月子吃小米的习俗。村里哪家妇女生了小孩，街坊邻居就会带着小米、鸡蛋前去看望，产妇吃小米粥煮鸡蛋，养得胖胖的，奶水也足。

似乎北方地区多见这种习俗。对此，我一直心存疑惑。后来想明白了，南方是鱼米之乡，物产丰富，盛产稻米，天天有大米吃，营养足够了，无需再用小米进补。

小米是禾本科植物粟的种仁（主要产于中国北方黄河流域，俗称为"谷子"）脱壳制成的粮食，其谷粒小，直径只有 1 ~ 2 毫米，故名"小米"。

北方山区多，气候干燥，相对贫瘠，细粮少，杂粮多，如玉米、高粱、荞麦、青稞、红薯等营养价值都不高。

小米就不同了，每 100 克小米含碳水化合物 75.1 克、蛋白质 9 克、脂肪 3.1 克、胡萝卜素 100 微克、维生素 E 3.63 毫克，钙 41 毫克、磷 229 毫克，钾 284 毫克、硒 4.74 微克。其营养成分与稻米、小麦相近似，小米的价值凸现出来，算是细粮、好粮了。北方地区的产妇用小米补充营养也是很自然的事。

中国古代就看好小米，称小米为"稷"或"粟"，也称作"粱"。夏和周朝以"粟文化"为主。粟生长耐旱，品种繁多，粟米是中国古代的主要粮食作物。先秦时期，粟曾被列为五谷之首是有道理的。这在《诗经》《尚书》等历代文献均有记载。俗话说"粟有五彩"，小米有白、红、黄、黑、橙、紫等各种颜色，其中黄色比较多见。

中医认为小米有补益作用，《本草纲目》说："（小米）煮粥食，益丹田，补虚损，开肠胃"。所以，北方地区给产妇吃小米是合乎情理的。

2005年编写教材时，我曾就小米的性质和一位老师发生分歧，他坚持认为小米应该是温性的，理由是产妇坐月子不能吃寒凉性食物。他这种说法也有一定代表性。可是我查了许多古书，都说是小米是"微寒"的，如《证类本草》记载："粟米，味咸微寒，无毒。主养肾气，去胃脾中热，益气。"《本草纲目》："粟米：咸、微寒、无毒。"争执不下，当时就采取折中方法，把小米写成"平"性。这个问题暂且放下，日后再议。

转眼到了第二年的夏天，偶然打开电视，一个画面出现在眼前，电视里一位老农民正在自豪地介绍家乡的"沁州小米"。

山西省长治地区沁县以生产"沁州小米"出名。"沁州小米"米粒金黄，颗粒饱满，味道甜美，因而又称为"沁州黄"。"沁州黄"可是我们祖先敬献给皇帝的贡米。沁州小米的蛋白质、脂肪、碳水化合物的含量都比普通小米高。

老农民侃侃而谈，主持人问他"这小米有什么作用？"，只见那位农民响亮地说"俺们沁州小米拔凉降火"（注：当地人说"拔凉"是"很凉"的意思）。这位农民的话很朴实、很直接的，一句话把我点亮了，实践出真知，再结合古书记载，小米的确有清热的作用，性质肯定是寒凉了。以后再编写教材时，明确将小米标注为"微寒"。

产后的偏热证，是以温热表现为主的证候。常见的表现有发热喜凉，口渴饮冷，面红目赤，烦躁不宁，大便秘结，小便黄赤，舌红苔黄而干燥，脉滑数。

此时吃小米最好，既清热又养人，对偏热的产妇正合适。

产后的偏寒证，是以寒冷表现为主的证候。常见的表现有畏寒喜暖，面色苍白，口淡不渴，手足厥冷，小便清长，大便稀溏，痰涕清稀，舌淡苔白而润滑，脉迟或紧。应当温补，可以吃一些温热性的食物，如糯米粥、南瓜粥等。

夏天气候炎热，大多数人喜欢喝"绿豆粥"，而我更愿意推荐喝"小米粥"。小米粥有以下几个优点：小米的营养价值高于绿豆；小米的消化吸收率高于绿豆；小米性凉，不似绿豆那么寒凉；小米既能清热，还有滋补的作用。

什么时候喝小米粥比较好呢？天热时，可以喝；发热时，也可以喝；阳热体质，可以喝；年老体弱，可以喝；产妇月子，可以喝；婴儿辅食，也可以用小米粥。

由此看来，小米粥的适应面广泛，老少皆宜。

有人觉得煮小米粥花的时间比较长。这好办，把小米磨成"小米面"就行了，大型超市也有现成的"小米面"卖。用时，把小米面放入锅中，加入冷水搅拌调匀。上火煮开，翻滚片刻即熟，快捷方便，如同煮玉米面一般。

小米还有一个附属的食物，经常被遗忘，即"粟芽"（为小米经水浸泡发的芽），味苦甘，性质微温，作用于脾、胃经，具有健脾、消食的作用。加水煎之，饮服，可治疗食积胀满、不思饮食等症，不妨一试。

燕麦往事

现在吃燕麦是常事，可是以前燕麦身居深山人不识。它的发现和利用与我国科学工作者的研究和努力是分不开的，陆大彪先生就是其中的一位。

1957 年，毕业于山西农学院的陆大彪被分配到山西雁北右玉县的偏僻山村，哪个学子不怀梦，可是现实不尽如人意，苍凉孤寂的心境可想而知。可是，他没有哀怨，没有悲伤。他白天劳动，晚上看书，坚信所学到的知识总有一天会派上用场。他喜欢琢磨事，凡事总要问一个为什么。

右玉县在山西的北部，靠近内蒙古，是山西省出名的贫苦县，缺少大米和白面，老百姓天天只能吃燕麦（当地人叫"莜麦"）加咸菜度日。

燕麦是什么东西？就是《救荒本草》收载的一种杂粮。《救荒本草》是我国历史上最早的一部以救荒为宗旨而专门记录可食用野生植物的图书，由明代朱橚编撰。平时人们很少吃这些植物，只有遇到灾荒之年，才用来救济饱腹。

陆大彪发现，当地人常年吃燕麦，身体都很健壮，没有人得营养缺乏症，也没有人得心脑血管慢性病，说明燕麦是一个好食材，里面可能含有人们尚未了解的成分与作用。

20 世纪 60 年代，他劳累过度，心衰吐血，因病回京治疗，身体好转时，调到中国农业科学院工作。人在京城，心却在山村，"燕麦"依然是他的魂牵之梦。

他不顾同事朋友的反对，坚持以当时的冷门——燕麦作为主攻方向。主持国家攻关燕麦课题，筛选培育出优质燕麦，通过多次动物实验和临床人群观察，发现燕麦富含降脂物质，对防治动脉硬化、脂肪肝、糖尿病有较好的功效。后来他的研究成果获北京市和中国农业科学院科技进步一等奖。陆大彪还主编了我国第一部《燕麦降脂研究论文集》。在中国农业科学院领导和陆先生的努力下，每年都要召开一次燕麦研讨会，探讨燕麦保健机理和综合利用的问题，一直持续了数十年。

在粗粮里，燕麦的营养价值算是比较高的。蛋白质含量高达 12%，生理价值也较高，可以和稻米、小麦相媲美。燕麦与小麦相比，维生素 E 含量是小麦的 4 倍，铁是小麦的 2.5 倍，镁是小麦的 36.5 倍。燕麦片膳食纤维更为丰富。

筛选出的优质燕麦的营养价值更高，蛋白质含量在 15% 以上，超过稻米、小麦，含有 8 种必需氨基酸，赖氨酸含量尤其丰富，维生素 E 含量也较多。

燕麦具有很好的保健作用。

（1）有利于减肥 燕麦饱腹感强，食后较慢产生饥饿感，进而减少饭量，减少了热量的摄入，天长日久，体重就降下来了。

（2）有利于降血脂 燕麦能够降低血液中的胆固醇、甘油三酯的含量，阻止血脂在血管中沉积，因而，起到预防心脑血管疾病的作用。

（3）有利于降血糖 燕麦可以延缓碳水化合物吸收，有效防止餐后血糖急剧上升，对于稳定血糖有积极的作用。

（4）**有利于肠道通畅**　燕麦可以促进肠道蠕动，缩短肠内容物通过肠道的时间，降低结肠内压力，减少肠内致癌物质与肠壁接触的时间，从而预防肠道疾病。

1997 年美国 FDA 认定燕麦为功能性食物。在美国《时代》杂志评选的全球十大健康食物中，燕麦列为第五名，是唯一上榜的谷类作物。

燕麦片质地比较粗糙，单独食用口感不是太好，可以与一些滋润的食物相配，"牛奶麦片粥"就是一个比较理想的选择。

牛奶麦片粥

每天早上取牛奶 200 毫升，燕麦片 50 ~ 100 克，放入锅中，煮开后 5 分钟即可停火。

营养互补：燕麦片属于粗粮，蛋白质数量尚可，但毕竟含必需氨基酸数量较少；牛奶属于优质蛋白，含必需氨基酸较多。二者蛋白质可以互补，提高了蛋白质的生理价值。

补泻兼施：牛奶味甘性平，健脾益气，补益为主；燕麦下气宽中，壮筋益力，泻实为主。二物同用，补泻兼施。

改善口感：燕麦片味淡质粗，单独煮粥，未免牙碜；牛奶甘甜滋润。二者相配，明显改善了麦片粥的口感。

在我国，不仅山西生产燕麦，在陕西、甘肃、宁夏、青海、内蒙古等高寒地区也都有燕麦的种植。

在民间，燕麦也叫"莜麦"，把其磨成粉，也称为"莜面"，可以做出许多花样，吃起来颇有情趣。

莜面窝窝

把莜面做成一个一个小卷，蒸食。将蒸制莜面蘸着热汤吃，常用的有羊肉汤、猪肉汤等。

莜面蒸饺

把莜面用开水烫一下，擀皮，包馅，上锅蒸熟。由于莜面黏性小，所以，蒸饺一般个头比较大。

莜面烧卖

把莜面用开水烫一下，擀皮，包馅，上锅蒸熟。烧卖的品相比较好看。

莜面拨鱼

将莜面调成糊状，用筷子拨成一条一条，放入开水锅中煮熟，形似小鱼儿，加一些西红柿、青菜等即可。

炒莜面

把莜面条煮熟，捞出，备用。锅中放少量烹调油，烧热后，放入肉丝、芹菜、胡萝卜丝，炒熟，加入莜面条，少量生抽，翻炒均匀，入味即可。

拌莜面

把莜面条煮熟，捞出，备用。另起锅，烧热，放油，调入醋、生抽、白糖、姜末、葱花、黄瓜丝，拌匀即可。温吃或凉着吃均可。

这些带有乡土气息的食品一经推出，出现在城市的餐桌上，立刻受到人们的欢迎。

以前，默默无闻的燕麦（莜麦），现在已经走出大山，走出西北，走向大江南北，为更多的人所了解。

红薯和白薯

北方的冬天是寒冷的，风呼呼地吹，刺人骨髓。每到这个时节，街上就出现了不少卖烤红薯的摊贩，一个火炉随身走，四处吆喝："卖红薯，卖红薯"。

烤红薯的外形不怎么样，凹凸不平，表皮黄褐色，还带有烤焦的印记，不中看，但中吃。刚烤出来的红薯闻着就香，尽管红薯比较烫，人们还是迫不及待地想吃，就两只手来回颠着，散热，剥去外皮后，露出黄红色的薯心，甜甜的滋味、糯糯的感觉，甚是好吃。

自己在家也可以烤红薯。以前是用煤球炉生火取暖，炒菜做饭。在灶台与煤球之间有一圈缝隙，正好可以放几个红薯。太粗的红薯不容易烤熟，最好选细小一些的。大约十几分钟翻动一下红薯，以免烤煳。烤好的红薯不要离开炉子，放在灶台上温着，想吃就取，红薯什么时候都是温的。

烤红薯，吃红薯，既是冬日里的一道风景，更是一种温暖。

为什么只见烤红薯，不见烤白薯的？因为白薯的水分少，烤制后白薯干巴巴的，不好吃，所以白薯只能蒸着吃或煮着吃。而红薯水分多，烤完后，红薯瓤的水分尽管被吸走一部分，但质地还是比较稀松，软硬适度，吃起来刚刚好。

南方烤红薯少，煮红薯多。因为烤红薯热气大，容易上火。所以，平日里还是以蒸红薯、煮红薯为多。

红薯、白薯，统称为"甘薯"，顾名思义，此物甘甜。甘薯为地下块根，外皮淡黄色，光滑。块根的形状、大小、皮肉颜色等因品种和栽培条件不同而有差异，分为纺锤形、圆筒形、球形和块形等。

甘薯当粮是有一定道理的。从营养成分来看，甘薯含有25%的碳水化合物，进入胃肠，转化成葡萄糖，供给人体热量，当粮充饥是可以的。但是甘薯含人体所需的蛋白质甚少，只有1%，长期将甘薯当作主食，会造成蛋白质缺乏，不利于健康。最好和大米、白面混搭着吃，比较好。

经常有人问："红薯和白薯哪个更有营养？"

红薯和白薯的营养成分大致相同，都含有丰富的碳水化合物，以及一定量的维生素C、胡萝卜素、矿物质钾等。主要是胡萝卜素含量有着明显的区别，每100克白薯中仅含有胡萝卜素230微克，而红薯中胡萝卜素含量则多达750微克，是白薯的三倍多。

胡萝卜素进入人体后，可以转化为维生素A，维生素A具有如下功用：可以明目，维持眼睛的健康，改善夜盲症；可以美容，保护皮肤，改善皮肤粗糙的状况；可以预防上皮细胞肿瘤的发生与发展；可以提高机体免疫力，维持和促进身体健康。

◎ 怎么挑红薯和白薯呢？

我给学生一组甘薯图片，让他们从中挑出红薯，学生往往挑错，误把白薯当红薯。看待事物不要看表象，甘薯的皮色有白、黄、红、淡红、紫红等色；肉色可分为白、黄、淡黄、橘红或带有紫晕等。红薯和白薯的皮色与内瓤并不完全一致。往往外皮偏红的，里面是白瓤，属白薯；而皮色偏淡的，里面往往是红瓤，属红薯。

若为享受，随其所好，想吃哪种，吃哪种。若为摄入更多的营养素，就要选红瓤的。

中医认为"甘则补之"，甘薯可以补益，健脾益气，适用于脾胃虚弱、食少纳呆、气短乏力或口渴等症。甘薯味甘，健脾以助运化，脾气已健，气血生化有源，四肢肌肉得以濡养；性平，无寒热之偏，无论老幼，食之皆有益。

《本草纲目》认为："（甘薯）补虚乏，益气力，健脾胃，强肾阴，功同薯蓣。"

甘薯还能润肠通便，适用于脾胃气虚、阴血不足的习惯性便秘或老年便秘。甘薯善于健脾益气，气旺推动有力，而且内含膳食纤维比较多，有助于保持肠道通畅。

注意！凡生芽，特别是腐烂变质（黑斑）的甘薯严禁食用，以防引起中毒。另外，平素消化不良或胃酸过多者不宜大量食用甘薯食品。

甘薯的嫩叶子叫"甘薯苗"或"红薯苗"，富含多种维生素和矿物质，以维生素C和胡萝卜素为突出，民间称为"长寿菜"，一般炒着吃或者煮汤吃。

甘薯苗出身并不高贵，但是也能做出像模像样的菜。广东有一个传统名菜——"护国菜"，又称为"碧绿薯苗羹"，就是用甘薯的嫩叶，切碎，捣成泥状，调入高级清汤，煮制，勾芡而成的羹菜。菜品的颜色碧绿，味醇而鲜，带有甘薯叶特有的清香，且稀稠适中，滑润可口。

芒果饭和芒果菜

2012 年暑假，女儿提议带我到泰国清迈去玩，还有什么比旅游更能让人愉快的呢？

兴高采烈地跟着女儿来到了泰国清迈。一下飞机，有些失望。感觉清迈有些"土"，如同到了乡下。清迈和泰国首都曼谷的繁华有很大区别。这里古朴，很少见到"高大上"的现代化设施，房屋低矮、陈旧，更多的是大自然的气息，遍地是花和草，花朵艳丽，草色青青，一派热带风光。

在清迈的游玩活动不少，看白庙、骑大象、逛集市，但最吸引我的活动项目还是学做泰国饭菜。

一大早，学员先在清迈城里的菜市场集合，在教员的带领下，购买一天所需要的基本食材，如芒果、椰子、鱼、虾、鸡、香米、糯米、蘑菇、青菜、豆腐、腰果、芦笋，以及一些调料，如咖喱、小葱、生姜、大蒜、小茴香、胡椒等。

然后，乘坐敞篷车，开往郊区。学员们跟着教员到菜地采摘食材，有小西红柿、胡萝卜、洋葱、尖辣椒、香叶、仙茅、香菜等，接着进入实操教室，开始了一天的课程。

其中有一道甜食——芒果糯米饭，是我最爱吃的。

芒果糯米饭

（1）选上好的泰国香米，洗净，沥干水分，静置一小时，上锅蒸熟，摊凉。

（2）准备一个盘子，盛上蒸好的糯米饭。

（3）选一个芒果，去皮，切成小方块。

（4）在装有糯米饭的盘子周边摆放切好的芒果块。

（5）浇上一些椰汁和少量白糖，拌匀就可以吃了。

这道饭好看，黄是黄，白是白，不杂乱。这道饭好吃，特别糯，特别绵，糯米中饱含着椰汁的清香，再配上芒果的甘甜，是一道很受欢迎的泰国甜食。

这道饭的关键是要挑选合适的芒果：首先看芒果皮的颜色和质地，凡颜色呈鲜黄的，质地细腻，这样的芒果新鲜、成熟。之后，看硬度，太硬的芒果未熟，太软的芒果熟透了，要选软硬适度的芒果，方才好吃。

如果没有鲜椰汁，就买盒装的椰汁浇到糯米饭上，替代鲜椰汁，但芒果饭的品质会有所降低。

注意，糯米和芒果性质偏温，所以，这道饭适合偏寒体质的人食用。

由于这道饭比较滋腻，如果是夏天雨水多的时候，少吃为宜。

凡属湿热体质的人，人体由于痰湿内蕴而导致体质偏颇，呈现以形体偏胖、腹部肥满、口黏苔腻等为表现的主要痰湿特征，大多由气机不利、湿聚成痰所致。此类人不宜吃芒果饭。

芒果是泰国的主要水果，果实饱满，大的可达一千克，种类很多，有黄芒果、红芒果、绿芒果。前两者胡萝卜素含量丰富，营养价值高。

在清迈，还吃过几次芒果菜，主要是芒果沙拉。菜刚端上来，怎么芒果不是黄色的，而是青绿色？味道不甜，酸酸的。

原来芒果成熟是分阶段的，平时我们吃的都是成熟的黄芒果，果皮和果肉都是黄颜色的，味道甘甜，质地绵软。

还有一种还未成熟的青芒果，果皮青绿色，果肉淡黄色或绿白色，质地脆，味道有一点甜，更多的是酸，吃起来特别爽口，适合生吃或者做沙拉。

泰式青芒果虾沙拉

先备好原料，青芒果1个、洋葱半个、柠檬半个，香菜、鲜虾、鱼露适量。把青芒果去皮，切成丝；洋葱切成丝；香菜切成段；再把鲜虾洗净，用开水烫熟，备用。把所有原料放在盘中拌匀，浇上适量鱼露和柠檬汁即可。

青芒果沙拉

青芒果1个，洋葱半个，红柿子椒1个，柠檬半个；分别把原料洗净，切成丝，放入盘中，调入柠檬汁、鱼露即可。

沙拉里都放了一些温性食物，如洋葱、柿子椒或辣椒，因为，青芒果性寒凉。黄芒果正好相反，性质温热。

　　这两道沙拉酸咸可口，清爽宜人，制作简单，大家可以试一试。

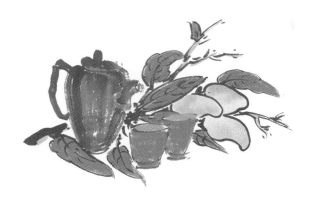

送你玉容丹

　　爱美之心人皆有之。这里送大家"玉容丹"。玉容丹就是苹果膏。据明代云南嵩明人兰茂所著的《滇南本草》记载，苹果又名玉容丹，"食之生津，久服轻身延年，黑发。通五脏六腑，走十二经脉络，调营卫而通神明，解瘟疫而止寒热"；"用蜜酿，久服延年之品也"。

　　东方人喜欢偏白的肤色，所谓"一白遮百丑"，即使这个女孩五官长得不够精致，有点潦草，只要皮肤白，也顺眼了。大爷大妈们向小伙子介绍对象时，总是不忘说一声"这孩子长得挺白的"，说明"白"是一个挺吸引人的优点。

　　但是这个"白"是有讲究的，不能"白如盐"，要"白如玉"。食盐虽然是白色的，但没有光泽，晦暗无光；而玉则是洁白得光彩照人。谁不想拥有玉一般光洁的容貌呀。"玉容丹"正因这使容颜如玉的功效而得名。

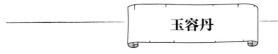

玉容丹

　　取鲜苹果1千克，洗净，切碎捣烂，绞汁，去渣取汁，放进小锅中，用小火慢慢煮，熬成黏稠的清膏，加入蜂蜜，搅拌均匀，即可停火。

每次一汤匙，每日 2 次，日日食之，久服才能起效，使皮肤又白又润，为容颜增光添彩。

◎ 为什么用苹果做呢？

中医讲究"取类比象"，凡是长得像的食物大都具有相同的共性和功效。这是我国古代人们认识事物的一种方法。尽管苹果外皮有红皮、黄皮、青皮的区别，但是里面的果肉都是清一色的白，故可用苹果"以白养白"。而且，苹果入肺经，肺"主白色""主皮毛"，能润肺养颜、润肤美白。

苹果含有丰富的营养物质，其营养特点有利于滋养皮肤，美白润肤。

（1）含水分多 苹果含有 80% 左右的水分。水是人类赖以生存的重要物质。水在人体内分布很广，在人体的细胞内液、细胞间液、血浆之中，水占成人体重的 50% ~ 70%。年龄越小，水的含量越多，新生儿的体液约占体重的 80%。人们形容小孩皮肤嫩，"嫩得可以掐出水来"。而老人的皮肤含水量就少得多，所以皮肤粗糙、皱褶多。

（2）含多种维生素 苹果含有胡萝卜素、维生素 C 等营养物质。胡萝卜素进入人体后可以转化成维生素 A，维生素 A 对于维护皮肤和黏膜的完整性起着很重要的作用，如果缺少维生素 A，皮肤就可能粗糙，不光滑。维生素 C 可以维护血管，有利于促进身体健康。

（3）含多种矿物质 苹果含钾、钙、磷、铁等矿物质。其中钾元素含量比较多，每 100 克苹果含钾达 110 毫克。钾离子和钠离子既相互依赖，又相互竞争，高血压患者一方面要减少钠盐的摄入，另一方面要多吃含钾的食物，如苹果，吃了可以将人体血液中的钠盐置换出来并排出体外，对于控制血压也有益处。

（4）含膳食纤维多　苹果中含有果胶，属于可溶性膳食纤维，可以吸收水分、软化肠道内物、维持肠道通畅，有利于及时排出体内的毒素，可以排毒养颜。

此外，苹果还含有有机酸，如苹果酸、奎宁酸、柠檬酸、酒石酸，有利于开胃，促进食物消化。

中医认为苹果味甘，微酸，性凉，可以"补中焦诸不足气，和脾"（《食疗本草》）。日常生活中，看到一些人的皮肤粗糙、颜色萎黄，这与脾胃功能不好有关，为脾虚胃弱，运化无力，或者便秘，或者泄泻。建议每天吃苹果，苹果对胃肠道的影响是双向的，便秘者通便，腹泻者可止泻。脾胃调好了，也有利于皮肤美白。

除苹果外，一些白色的食物如香蕉、白杏、南瓜子、冬瓜子、百合、白萝卜、卞萝卜、小水萝卜、牛奶、豆浆、豆腐、银耳、燕窝、大米、白面等，也具有美白的作用，大家不妨试试。

摘枣

20 世纪 60 ～ 70 年代，叔叔家住在北京的四合院里，院里有一棵大枣树，长得高高大大的，枝繁叶茂，像一把大伞撑在院子当中。

盛夏时节，邻居们常聚在树底下乘凉，一人一个小板凳，一人一个大蒲扇，有时再摆上一个小木桌，大人们下象棋、看报纸、喝茶、聊天；小孩子们则静悄悄地在院子里玩"捉迷藏"游戏。

每逢秋天，当枣树挂满了大枣，叔叔会邀请亲戚家的孩子去他家摘枣。所谓"摘枣"实际上是"打枣"，大枣结果的位置比较高，至少两米以上，手够不着，只能用长竹竿去打挂枣多的枝条，随着枝条的晃动，成熟的枣子纷纷落在地上。

如果一个一个捡枣，太费事了。为了节省体力，提高效率，一般事先在枣可能落下的密集区放几个盆，用竹竿打枝条，几下就掉下很多枣，一会儿就是一大盆。最后，"有枣没枣，打三竿子"，不漏下一颗大枣。

孩子们打得高兴，枣子纷纷落在盆里、头上、身上；捡得也高兴，收获多多，笑声一片。

叔叔家的枣是椭圆形的，中间鼓，两头尖，青绿色，有的带一点红色。这种枣吃起来清脆、甜爽、水多、解渴。孩子们边打边吃，手和嘴都不闲着，可过瘾了。

到了中午，叔叔婶婶已做好饭菜，西红柿炒鸡蛋、韭菜炒豆腐干、豆豉炒辣椒、白菜炖粉条，还有香喷喷的米饭。小孩们争先恐后地往自己碗里扒菜，三下五除二，饭菜一扫而光。

走时，手里也不空着，拿着装满大枣的袋子。叔叔婶婶一再叮嘱："明年再来。"我们一摇一晃地回到家，把枣儿洗净，摊开，放好，留着慢慢享受。

一年又一年……

几年后，叔叔家搬到楼房，本是乔迁之喜，我们却高兴不起来，因为再没有机会去叔叔家打枣了。

叔叔家的大枣是鲜枣，鲜枣的营养价值高，含有维生素多，矿物质也多，每 100 克鲜枣里含有维生素 C 243 毫克，是柑橘含量的 10 倍，苹果含量的 60 倍。维生素 C 有助于提高免疫力，保护心脑血管，改善贫血，预防癌症。鲜枣含钾375 毫克，有利于调降血压；含钙 200 毫克，可预防骨质疏松症。

从中医的角度看，鲜枣性质偏凉，入肺、胃经，有生津止咳的功效，一般生吃。

中药所说的枣可不是鲜枣，是经过加工、晒干而成的"干枣""红枣"。红枣经过晒干，维生素 C 的含量有所下降，但是铁的含量有所上升。

红枣的性质和功效也有所转变，性质由凉转温，味道也比鲜枣甜了几分，清热作用荡然无存了，而补益作用明显强于鲜枣，入心、脾经，可养心安神、益气养血。

◎ **妇女和枣关系密切**

妇女月月有经血，如果月经期失血过多，则血液无法濡养脏腑组织，不能正常发挥自己的功能，表现为面白少华，口唇、爪甲淡白少华，视物昏花，眼球干涩，皮肤干燥、瘙痒，头发枯焦，大便易燥结，甚则关节屈伸不利，肢体麻木不仁，头晕目眩，惊悸怔忡，失眠多梦，此时可用红枣调理；舌质淡，脉细无力等症，也可以用红枣调理。

红枣瘦肉粥

取红枣（掰开或切碎）3 枚，猪瘦肉（切碎）50 克，粳米 100 克，洗净备用。将粳米先煮熟，再放入瘦肉、大枣煮至粥成。

粳米健脾益气，猪肉滋阴养胃，红枣气血双补，经常食用，有补气血之功。

孕妇生产后，失血会更多，我们改做一个"红枣龙眼粥"。

红枣龙眼粥

取红枣（掰开或切碎）3 枚，龙眼肉 50 克，粳米 100 克，洗净备用。将粳米先煮熟，再放入红枣、龙眼肉煮至粥成。

粳米健脾益气；红枣气血双补；龙眼肉入心、脾经，补血的作用更强。经常食用，有补气血之功。

为什么这两方中红枣要掰开或切碎呢？这样做，原料的表面积增大，经过煎煮，可以使药效物质充分地浸提出来。

产妇月子里牵挂自己的孩子，总是睡不好觉，也可以用"红枣龙眼粥"调理。龙眼肉入心经，养血安神。

医书上说红枣甘温，吃多了会上火。讲课或给患者做咨询时，我都会强调这点，提醒应用时予以注意。

曾有个朋友不信这一套，别人送给她一大袋红枣，个子大，是一般枣的两倍，特别甜。开始时，每天吃 5 枚，后来一天吃 10 枚，吃到半袋时就上火了，嗓子疼痛，牙龈肿胀，说不出话来。赶紧停吃红枣，改吃性质寒凉的水果，如鸭梨、雪花梨、苹果；性质寒凉的蔬菜如黄瓜、西红柿；喝绿豆汤。一周以后，火才消退。

大枣是一个好食材、好药材，但是一次吃太多也不行，会有腹胀的感觉，这些小细节还是要注意的。

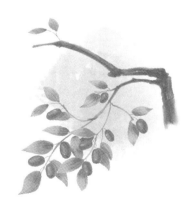

贝母鸭梨的故事

　　这些年来，随着中医知识的宣传和普及，老百姓多多少少知道一些药膳治病知识，至于是否用得合理和恰当，那就难说了。

　　我个人觉得，药膳是食物和药物配制的特殊膳食，毕竟涉及到中药，俗话说"是药三分毒"，自己使用，还是应慎之又慎，小心为安。最好在医生或营养师指导下使用。

　　食物比较平和，"食能排邪而安脏腑，悦神爽志以资血气。若能用食平疴，释情遣疾者，可谓良工"（孙思邈语）。食物相对药物来讲，性质比较平和，以食治病比较安全。

　　几年前，就遇到这样一件事。有一次，我在做营养咨询时，来了一位30多岁的男子，说自己的小孩咳嗽。我问："小孩有什么症状？"他说："咳嗽、有痰，痰是黄色的。"他想给小孩买点中药贝母，和梨一起煮汤喝，问我行不行？听他叙述，小孩的病症应该属于肺热咳嗽，食物梨和中药贝母都能止咳化痰，二者合在一起，清肺热、止咳嗽，还是蛮符合小孩的病症的。

　　正当我要说"可以"时，突然想起还没问孩子的岁数，因为岁数不同，药量不同，就问了一句："你的小孩多大了？"不问不知道，一问吓一跳，这个小孩刚刚出生 10 天，不足 1 个月。我心里"咯噔"一下，幸亏多问了一句，否则后果难料。

我马上对这位父亲说："小孩太小，不要用贝母了，咱们先用食物调调吧。"我向这位家长建议给小儿喂梨水喝，最好连梨皮一起煮水。梨水较之药物贝母的副作用小得多，安全性高。

为什么不直接吃梨呢？因为婴儿没牙，吃不了。

为什么直接不榨汁喝呢？因为鲜榨的梨汁太凉，恐伤婴儿的脾胃，影响消化。

对于刚出生的婴儿来讲，除乳汁和水外，所有的饮食都是"舶来品"，每添加一种饮食都要经历由少至多、由稀至浓的过程，使婴儿逐渐适应，方能消化吸收，进而起到一定的食疗作用。

喝梨水也是如此，要由稀到浓，由少到多，逐渐过渡。如果小孩喝了几天仍没有效果，那就遵循古人的指点，"食疗不愈，然后命药"。

梨有好多品种，鸭梨、雪花梨、香梨、糖梨、子母梨、白梨等。

雪花梨：出自北方，个头最大，一般每个重 400 克左右，果皮颜色呈黄绿色，汁多味甘，但表面及果肉比较粗糙，渣多。雪花梨贮藏时间长。

香梨：出自新疆，学名叫库尔勒香梨，个头小，果实呈纺锤形或倒卵形。果皮绿黄色，阳面有红晕。果皮薄，果肉细，甜度高，汁液多，香脆无渣。价钱偏贵。

鸭梨：果实呈倒卵形，顶部有鸭头状凸起，故名"鸭梨"。

一般鸭梨果皮黄绿色，贮藏后呈淡黄色。鸭梨肉质比较细腻，糖度较低，清甜爽口，生津止渴。

苹果梨： 形似苹果，果皮颜色呈棕褐色，外观像黄香蕉苹果，味道甜，水分多，肉质松脆，有香气。

烟台梨： 也叫"五九香"，果皮绿黄色，味酸甜，果实放几天后变得松软，汁较少，适合老人和儿童食用。不耐贮藏。

京白梨： 产于北京门头沟地区。果实扁圆形，个头较小，果柄较长，民间又称为"铁耙梨"。刚摘时果皮呈黄绿色，放几天后变为黄色，果肉细腻，柔软，多汁，纯甘浓香，独具风味。

广梨： 外形不规整，不好看，口感还可以，质地绵软，味道酸甜。

糖梨： 产自江浙地区，表皮棕褐色，果肉比较甜，水分较少，清热止咳作用较弱。

这些梨都有清热、润肺、止咳、生津、润燥的作用。据《重庆堂随笔》载："盖梨，不论形色，总以心小肉细、嚼之无渣，而味纯甘为佳。凡丹石、烟火、煤火、酒毒，一切热药为患者，啖之立解。温热燥病，及阴虚火炽，津液燔涸者，捣汁饮之立效。"

治疗咳嗽比较好的梨有三种：香梨肉质细腻，口感不错，但价格较贵；雪花梨清热作用强，价格便宜，但肉质粗糙；总体评估，还是鸭梨更优，果肉粗细相宜，大小适中，清甜爽口，水多渣少，而且鸭梨来源广泛，产量较多，价格适中。

许多人认为医生是高风险的职业，而营养师、药膳师则不会出问题，这是一个误区。如果问诊遗漏重要信息，导致患者服用药膳不当、饮食不当，依然会引起麻烦。

就说问诊吧，就得仔细认真。中医有个"十问歌"挺好的，简单易行，问诊全面，不会漏掉了重要信息。营养师、药膳师问诊也可用。成人有成人的"十问歌"，儿科也有儿科的"十问歌"。下面是中医执业医师儿科学必背歌诀："一问寒热二问汗，三问头身四问便，五问饮食六胸腹，七问年龄八睡眠，九十个人家族史，麻痘虫惊食风寒。"

无论是看病还是咨询，都要认真负责，处处细心，才能不出差错。

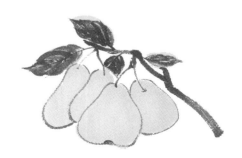

胡萝卜和白萝卜

萝卜是生活中经常吃的蔬菜，民间流传着有关萝卜的许多谚语，如"萝卜上了街，药铺取招牌""冬吃萝卜夏吃姜，不劳郎中开处方""萝卜响，嘎嘣脆，吃了能活百来岁"等等，说明萝卜的药用价值在民间自古流传。

萝卜的种类很多，有胡萝卜、白萝卜、小水萝卜（也称为樱桃萝卜）、青萝卜、"心里美"萝卜、卞萝卜等。

这里介绍具有代表性的胡萝卜和白萝卜。

胡萝卜又称为"红萝卜""黄萝卜""甘荀"。姓胡，说明是从国外引进的，名萝卜，因为它具有大多数萝卜细长的外形。但是胡萝卜为伞形科的植物，和萝卜不是同一科属。胡萝卜颜色红红的或黄黄的，以黄红色多见，味道甘甜可口。

味甘则补，中医认为胡萝卜具有较强的补益作用，可健脾胃，补中气、扶正气，安五脏，故被誉为"东方小人参"。

但是胡萝卜不是一个纯粹的补品，而是集补泻于一身的蔬菜。据明代李时珍《本草纲目》记载"（胡萝卜）下气补中，利胸膈肠胃，安五脏，令人健食"。胡萝卜专入肺，兼入脾，可用于食欲不振、饮食积滞等症。

从营养成分看，胡萝卜含有丰富的 β- 胡萝卜素（维生素 A 原）1.35 ～ 17.25 毫克，以及一定的维生素 B_1、维生素 B_2、维生素 C，另含有果胶、淀粉、无机盐。各类品种中，尤以深橘红色胡萝卜素含量最高。

β- 胡萝卜素的作用比较广泛：

◎ 有助于明目护眼

适量的胡萝卜素，进入人体后，转化为维生素 A，从而预防由于缺乏维生素 A 引起的眼病——"夜盲症"（白天视力可以，暗视力差）、"干眼病"（泪腺分泌减少、眼睛干涩等，甚至可能会失明）。

◎ 有利于美容润肤

可以维护机体上皮细胞的生长和健康，使皮肤细嫩光滑，肤色红润，缺少了维生素 A，颜面及全身皮肤会干燥、粗糙。

◎ 可以预防感染

胡萝卜具有促进机体正常生长与繁殖，维持上皮组织，提高机体免疫力的功效，有助于防止呼吸道感染，避免或减少患感冒、支气管炎、肺炎等疾病的机率。

◎ 促进生长发育

胡萝卜除胡萝卜素外，还含有多种的维生素和矿物质等营养素，能促进婴幼儿、儿童的生长发育。在婴儿喂养上，胡萝卜是一种十分常见的辅食。

◎ 有助于防癌、抗癌

β- 胡萝卜素是维生素 A 原，进入人体后，转换成维生素 A。近年来发现，维生素 A 有一定的防癌、抗癌的作用。

胡萝卜的烹饪方式有很多，这里推荐一种做法：

牛尾炖土豆胡萝卜

牛尾 500 克、土豆 200 克、胡萝卜 200 克，生姜、大葱、烹调油、食盐适量。

将三个原料洗净，切成块；生姜切成片，大葱切成段，备用。先将牛尾放入清水锅中，上火烧开，撇去浮沫，加入土豆、胡萝卜块、姜片、葱段，改用小火炖至肉熟烂，加入少许盐调味。

三个原料都能健脾益胃，胡萝卜还有消导的作用，使本菜补而不滞，容易消化。牛尾提供蛋白质，土豆补充碳水化合物，胡萝卜补充维生素。

再说说白萝卜。如果到古代本草书去查，是查不到的。因为古代称其为"莱菔"，不叫"萝卜"。它是莱菔科植物的根茎。白萝卜性凉，入肝、胃、肺、大肠经。吃起来不像胡萝卜那样甘味浓郁，只是微甘，还带明显的辛辣味，所以功效也有所不同。白萝卜具有清热生津、凉血止血、下气宽中、消食化滞、开胃健脾、顺气化痰的功效，无补益作用，善治肺胃之病。

对咳嗽、哮喘之症，可用"白萝卜荸荠汤"。

白萝卜荸荠汤

取白萝卜 200 克，荸荠 100 克。分别切成片，放入锅中，大火烧开后，改用小火，煮 15 分钟即可停火，每日分 2 次服。

白萝卜、荸荠均有较好的化痰止咳的作用，适用于肺热痰黄证。

对食滞、食积之症，可用"白萝卜橘皮汤"。

白萝卜橘皮汤

取白萝卜200克，橘皮30克。分别切成丝，放入锅中，大火烧开后，改用小火，煮15分钟即可停火，每日分2次服。

白萝卜、橘皮均有较好的消食导滞的作用。

现代研究认为，白萝卜含芥子油、淀粉酶和膳食纤维，具有促进消化、增强食欲、加快胃肠蠕动、防止便秘的作用。

白萝卜外皮呈象牙白的颜色，里面洁白；不仅能做大众菜，只要用心，也能做高档菜。"牡丹燕菜"是洛阳水席中24道名菜的首席菜，它就是用萝卜细丝和鸡汤做的。厨师在烹调此菜时，取一朵盛开的牡丹花浮于汤面之上，花艳、菜香、汤鲜味美，深得宾客的称赞。

白萝卜籽的作用更强，是一味中药，叫"莱菔子"，味辛，性平，入肺、脾、胃经，具有消食除胀、降气化痰的功效，适用于饮食停滞、脘腹胀痛、大便秘结、积滞泻痢、痰壅喘咳。注意，凡是种子的中药，煎汤前一定要用铜锤砸碎，以利于药效物质煎出。

藕粉情结

　　对于大多数人来说，小时候曾经吃过的好东西，记忆都会特别深。于我而言，藕粉就是这样一个不可忘怀的童年美食。

　　记忆中的藕粉很少用开水直接冲泡，需要先放在锅里，用少量冷水调匀，再开小火，不断搅拌，直至煮好。煮好的藕粉汁呈现出透明状，略带粉红色，味道微甜、气味清香，而且口感特别流畅。藕粉平时是吃不到的，只有逢年过节或者身体不舒服时，才享受得到。

　　藕粉好吃，但比较贵，家里人就用淀粉应付小孩。把买的淀粉（绿豆或玉米淀粉）放几勺在小锅里，加了冷水调至均匀，上火慢煮，边煮边搅，以免结疙瘩，当淀粉由本白色变成透明色时，即可停火。淀粉煮熟后滑溜的感觉似藕粉，没什么味道，需要加些糖。但无论怎样调配，都调不出藕粉的清香和甘甜，权当作打牙祭吧。

　　我上课讲到莲藕时，总是要提到藕粉。每当我满怀深情讲时，学生却一脸茫然，没什么反应。一问才知道，许多学生根本就没吃过藕粉，即使吃过，也没什么印象了。是呀，对于现在的年轻人来说，好吃的东西多着呢，谁还记得小小的藕粉。

可我记着，一直记着它的美好。我之所以对藕粉情有独钟，上课每每讲它，不仅仅是因为藕粉的好味道、好感觉，更因为它的好用途。

◎ 藕粉有诸多优点

容易消化：藕粉用水一冲，呈液态，相当于医院治疗膳食的"流食"，无需咀嚼，入口即化，好消化，好吸收。老人牙口不好，可以冲一碗藕粉；胃部不适，消化不良，可以冲一碗藕粉；感冒发烧，不想吃饭，也可以冲一碗藕粉。

可当主食：藕粉是纯碳水化合物，每1克碳水化合物可以产生4千卡的热量，所以可以当主食吃，补充热量。婴儿添加辅食时，喂几勺藕粉，吃得高兴。得病时不想吃饭，临时吃点藕粉，补充热量快，可解燃眉之急。

不含蛋白质和脂肪：藕粉几乎不含蛋白质和脂肪，可以用于一些特殊患者。比如胆囊炎发作时，要限制脂肪摄入，急性期一般忌食油腻之品，慢性期或者缓解期可以冲一碗藕粉吃，不会刺激胆囊收缩而引起疼痛。又如肝肾功能不好的患者，需要低蛋白饮食，可以适当搭配一些藕粉。

有滋补作用：藕粉味甘性平，有健脾、开胃、益血、生肌、止泻的功效。常人、虚弱之人皆可食用。藕粉常用于脾胃虚弱、食少纳呆、阴虚内热、肝火旺、脾虚泄泻、失血证等。

平时逛超市，发现市售的藕粉中纯藕粉比较少，而添加补益原料的藕粉较多，如大枣藕粉、枸杞子藕粉等，使用时就需要注意一些问题。这类藕粉属于补益剂，平常吃没问题，但遇到感冒发烧时则不宜食用，以免影响表邪外出。这时选择单纯的藕粉比较合适。

要想让藕粉起到保健养生的作用，一定要选品质优良纯正的藕粉，可以采取"望、闻、摸、尝"四种方法来鉴别。

望：就是看颜色。纯藕粉含有较多的铁质和还原糖等成分，与空气接触后极易因氧化而使藕粉的颜色由白转微红。如果用淀粉代替，马铃薯、甘薯等淀粉则无这种变化，都是白色或略带黄色。

闻：就是闻气味。用鼻子闻一闻，藕粉具有独特的清香气味。淀粉则没有清香气。

摸：就是摸感觉。取少许藕粉用手指揉搓，质地特别细腻，而且滑爽。淀粉没有藕粉那样细腻。

尝：就是尝一尝。取一点藕粉放入口中，很快会融化。淀粉入口后则不容易融化，反而会黏糊在一起或形成团状。

愿纯纯的藕粉给我们的生活带来一点美好、一点回忆。

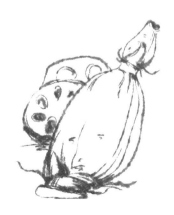

亦菜亦粮的南瓜

蔬菜里面的瓜类，一般多汁液，多清淡，如黄瓜、冬瓜、苦瓜、丝瓜等皆是。唯有南瓜汁液少，比较甜。

南瓜做菜最省事，无论是炒、炖、制馅，只要稍稍加一点盐就够了，咸甜可口。但是，有几个南瓜名菜程序略微复杂一些。

蛋黄焗南瓜

取南瓜半个，去皮，切成长方条状，放入水、盐，煮熟，备用。锅中放入少许油及2个咸蛋黄，小火不断推搅，至熟，把南瓜倒入锅内，翻炒，使蛋黄均匀地附着在南瓜上，即可。烹饪的关键是南瓜一定要沥干水分，否则蛋黄稀软，附不上去。

咸蛋黄不仅含钠多，含胆固醇也较多，不宜多吃。但是菜品外咸里甜、外酥里糯的感觉还是很诱人的，偶尔为之也可。

八宝南瓜盅

这是一道广东名菜。将提前浸泡数个小时的糯米沥干水分，用蒸锅蒸熟。将小南瓜的顶切掉，去除瓜子，做成碗状。用猪油把豆沙煸炒后，放入糯米、白糖、蜜枣，炒匀后一起放入南瓜里，上锅蒸20分钟，即可。本品甜香可口，糯糯的。

有的地方也称南瓜为"饭瓜"，可代粮食。

有一段时间，"南瓜可以降血糖"的说法不绝于耳，报纸、广播、电视上也有报道。有一些老百姓信以为真，天天吃，顿顿吃。结果血糖不仅不降，反而上升。这是为什么呢？

糖尿病患者由于体内的胰岛素分泌减少，调节血糖的能力差，吃糖、吃米面，血糖一下子就上去了，不像正常人可以控制。同等重量的南瓜里面含的碳水化合物不像米、面那么多，每100克南瓜含有5.3克的碳水化合物（米面大约含8%～10%）；并且还含有丰富的果胶。果胶属于可溶性膳食纤维，与米、面等淀粉食物混合，能够延缓胃排空，延缓血糖的上升。糖尿病患者适当吃南瓜是可以的，但不等于说南瓜能降血糖。其实南瓜里面含有一定量的碳水化合物，如果无限制地吃，血糖就会持续升高，对病情反而不利。

糖尿病患者可以吃南瓜，但要注意两个问题。

一是品种的选择。南瓜有好多种，按成熟度有嫩的、有老的；按质地有稀松的、有紧实的（俗称"面"）；按甜度有不太甜的、有甜的。我问学生："你们喜欢吃哪种南瓜？"他们异口同声地说："老师，我们喜欢又甜又面的大南瓜。"

是呀，学生一般没有糖尿病，血糖调节正常，吃这类南瓜一点问题都没有。可是糖尿病患者则不同，最好选嫩的、稀松的、不太甜的南瓜吃。这种南瓜含糖量少，糖尿病患者吃了，在胃肠内释放缓慢、吸收率低，血糖生成指数较低，血糖升高较慢，血糖峰值低，相对不会使血糖产生太大的波动。

二是控制南瓜的数量。200 克南瓜和 25 克的米面，都产生 90 千卡的热量。糖尿病患者每天吃南瓜 200 克就够了，同时还要相应地减少主食的数量，也就是减少半两米、面的主食，这样每天的总热量不变，对于稳定血糖是有益。否则天长日久，可能会出现超重、肥胖，不利于糖尿病患者的康复。

必须搞清楚的一点是，南瓜是食物，不是药物，不能代替降糖药，更不能自行停服降糖药。

中医认为，南瓜味甘，性质偏温，古代医家对其颇为赞许，如"补中气而宽利"（《滇南本草图说》）。南瓜具有健脾益气的作用，对于人们日常生活中的养生保健有一定益处。

生活中常见到一些人每吃凉东西（如黄瓜、豆腐、冰棍儿、冷饮等）就胃疼，中医认为这是脾胃虚寒所致，可以多吃一些温性的食物，南瓜就是很好的调养品。建议这类人群经常吃南瓜，最好与补脾胃的谷类相配，如"南瓜粥""南瓜饭""南瓜饼"等。

下面我们介绍一个"南瓜粥"。

的确，做南瓜粥很简单，但此南瓜粥和彼南瓜粥不一样。一般煮粥用粳米，而这里选用的是糯米。粳米与糯米有共性，也有区别。二者都能补脾胃。区别在于粳米微凉，质地较硬；糯米则性温，质地柔软，吃后更温暖、更舒服。

还有一个环节要注意，用糯米煮的南瓜粥不能太稠。脾胃虚寒者大都消化力弱，糯米性质黏滞，粥太稠了则不易消化，容易出现食欲不振、胃不舒服、腹胀等症状。如果糯米少放一些，加水多一些，煮得稀一些，就可以降低糯米的黏滞之性。

南瓜粥性质温热，也适合下面的情况食用。

一是阳虚体质的人食用。阳虚是指阳气不足、失于温煦，以形寒肢冷等虚寒现象为特征的体质状态。表现为形体多白胖，肌肉不健壮，平素畏冷，手足不温，喜热饮食，精神不振，睡眠偏多，舌淡、胖嫩、边有齿痕，苔润，脉象沉迟而弱；或面色白，口唇色淡，容易出汗；对外界环境适应能力较差，不耐受寒邪，耐夏不耐冬。

二是冬天食用。冬季天气寒冷，北风呼呼吹，此时，喝上一碗热气腾腾的南瓜粥，暖暖身体，也是不错的选择。

事物都有两面性，温热的食物对于寒证、寒体是好事，而热证、热性体质的人则不宜食用。

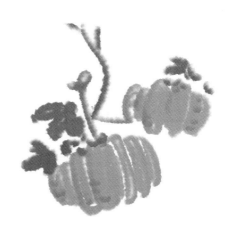

荔浦芋扣肉

20世纪80年代，我给养生康复专业的学生上中医营养课，有60学时理论课、30学时实操课。实操课就是指导学生做营养饭菜，如粥饭、羹汤、茶饮等。那时我还是小讲师，老往东单菜市场跑，准备上课用的食材。

东单菜市场，坐落在东单十字路口的西北角，地理位置好，交通方便，而且占地大，是普通菜市场的好几倍。这里的菜品种多，除了北方菜外，还有南方菜，如茭白、冬笋、慈姑、荸荠、菱角等。有一样食物引起了我的注意，它个头大大的，中间鼓、两头窄，呈椭圆形，外形近似橄榄球，表皮为黄褐色，怎么看都像一个土造的"地雷弹"。

我问售货员："这是什么菜？怎么吃？"售货员说这是南方运来的菜，只知叫"芋"，至于吃法嘛，她们也不太清楚。价钱还挺贵，一斤就要一元多，买一个至少要五六元钱。所以，我一直没有买过这玩意儿。

后来，随着电视剧《宰相刘罗锅》的播出，"地雷蛋"才为人们广泛了解。原来它和芋头是一家，我们平常吃的芋，个头小，叫"芋头"；而这个大块头的芋，大名叫"槟榔芋"。

槟榔芋主要产于广西、广东、福建等地区，其中以广西荔浦县出产的槟榔芋品质最好，个大饱满，头尾均匀，质地粉糯，所以又叫"荔浦芋"，这是芋中之王，广西当地上好的食物。在古代它是作为广西贡品进入皇家大典的，尤其是在清朝乾隆年间达到了极盛，因而享有"皇室贡品"之称。

　　我还记着第一次在广西柳州过春节时吃到这道菜的情景。席间一大碗热气腾腾的蒸菜端上桌，芋片挨着肉片，肉片挨着芋片，猪肉带有芋的清香，芋浸透了肉汁，甘甜醇厚，比肉还好吃。所以，最先吃完的总是芋片，之后才吃肉片，很快盘中菜就一扫而光，可见这道菜受欢迎的程度。这道菜的名字叫"荔浦芋扣肉"。

荔浦芋扣肉

　　猪五花肉 500 克，洗净，放入开水锅中煮熟，捞出来沥干水分，用少量食盐和蜂蜜抹在肉皮上，放入油锅中炸至肉皮起泡、颜色呈金黄色时取出，切成 6～8 厘米长、1 厘米宽的厚肉片，用盐、酱油、白糖、南腐乳拌匀，腌入味，备用。另将荔浦芋洗净，切成与肉相同大小的芋片，放入热油锅炸至金黄色时取出，便于成型，使芋熟时不易松散，保持完整。然后，一片芋一片肉相间码放在碗里，上锅蒸大约一个小时，至肉熟软时取出，反扣在盘中即可。

　　这道菜成色金黄，肉质酥松，风味独特。芋片吃起来粉粉的，肉片肥而不腻，是逢年过节不可或缺的美味菜肴，是典型的广西菜。

　　如果觉得"荔浦芋扣肉"做起来太麻烦，可以到当地的农贸市场买半成品，原料已经切制、腌好，猪肉和芋片已经摆放好，回家只需上锅蒸熟即可，价钱也不贵。

荔浦芋味道甘辛，主要作用于胃、肠经，据唐代《名医别录》记载芋"主宽肠胃，充肌肤，滑中"；《滇南本草》记载"久服补肝肾，添精益髓"。猪肉味甘，作用于脾、胃经，能滋阴，益脾胃，二者合用，重在滋养脾胃。两味原料均属于平性，寒性体质者或热性体质者均可食用，适用面广。

荔浦芋扣肉做起来比较复杂，荔浦芋可以做成其他菜品吃，切片炒着吃，切块烧着吃，弄成丸子煲着吃，甚至可以切成细条炸着吃，有点类似炸薯条的感觉，只是感觉更绵一些。最简单的办法就是把芋切成条状或小块状，蒸熟，撒上白糖即可食用。也可以制作成点心，如香芋卷、芋头糕等，都是滋补身体的营养佳品。

有人反映在剥芋皮时，手会痒，痒到想把手扔掉的程度。这是芋皮中一种酶在作怪，所以，可以把手放在火的上方烤一烤，以消灭酶的活性，立刻就不痒了。还有一招，就是防患于未然，戴上手套削皮，虽然干活时有点不方便，但总比手痒的感觉好多了。

我常用的方法是先将芋放入锅，加水煮一下，待表皮软后，酶也灭活了，把芋头取出剥皮就行了。

黄豆一家子

黄豆是寻常之品，但是在特殊时期，可以起到加强营养的作用。

1959 年，武汉歌剧院演出的歌剧《洪湖赤卫队》大获成功，饰演赤卫队队长韩英的女演员叫王玉珍，她演唱的主题歌《洪湖水，浪打浪》也传遍大江南北。三年后要拍电影时，王玉珍穿上服装，怎么看都显得胖胖的，完全不像当年打仗的游击队员，导演犯了难。原来，时值自然灾害，经济匮乏，粮食不够吃，她得了"蛋白质不足营养不良症"，表现为水肿。为了不使王玉珍显得臃肿，领导特批每天供给她一小碟黄豆，煮着吃，以补充营养。她坚持吃了数月黄豆后水肿消失，人也瘦了下来，又成了精干的游击队员了。结果电影顺利拍摄，上映后获得好评。

为什么给黄豆呢？因为，黄豆含有丰富的蛋白质，含量高达 40%，而且蛋白质中必需氨基酸种类比较多，属于优质蛋白，在植物性食物中堪称第一位，可以和奶蛋相媲美。

黄豆性质平和，功效以补为主，主要补益脾胃，但要看怎么吃。如果整粒豆子炒着吃、炸着吃，不好消化，根本起不到滋养的作用。若要煮着吃，需要长时间煮炖才能熟烂，烹饪起来很麻烦。

黄豆里面还含有一些抗营养因素的因子，主要有蛋白酶抑制剂、胀气因子等，影响黄豆中营养物质的消化吸收。

从营养学的角度看，即使营养成分再多、质量再好的食物，如果不能消化，何谈吸收？不能吸收，何谈利用？因此，人们把整粒的黄豆研成粉，制成了各种豆制品，大大提高了黄豆的消化率，肠道容易吸收。豆制品的种类较多，风味各异，人们更易接受。

◎ 下面介绍黄豆一家子的主要成员

豆浆：豆浆是用黄豆加水磨成的浆，色白如乳。一般黄豆和水 1:8 的比例比较合适。豆浆不能直接饮用，需煮熟后方可饮用。

豆浆因水分多，性质偏凉，能清热利咽，可治咽喉肿痛。《本草纲目拾遗》引用经验广集方，记载用豆腐浆一碗、饴糖适量，煮化顿服，主治痰火咳喘。咳喘属热者不妨一试。

豆浆还是很好的饮料，在气候炎热的夏天，喝上一杯豆浆，清爽宜人。

豆腐：豆腐是豆浆经加工制成的凝固软性食物。最早的记载见于五代陶谷（903—970）所撰《清异录》"小羔羊"条。另一说法，豆腐为公元前 2 世纪淮南王刘安所创制。总之，豆腐是中国古人发明的，受到我国及世界各国人民的青睐。

从质地来讲，豆腐分为老豆腐和嫩豆腐。

老豆腐以北方居多，又称"北豆腐"。北豆腐含水量少，质地比较老韧，适合煎、炒、熬、炖，用厚味调制。如山东的"锅塌豆腐"、吉林的"砂锅老豆腐"、北京的"白菜炖豆腐"，以及平日家常菜的"豆腐酿肉"。

嫩豆腐以南方居多，又称"南豆腐"。南豆腐含水量多，颜色白如玉，质地柔软滑嫩，味甘鲜美，适合凉拌、炒、烧、做羹汤，以清淡口味调制。可与荤素各种原料搭配，如各地常见的"小葱拌豆腐"、四川的"麻婆豆腐"、上海的"莼菜豆腐羹"、山东孔府菜"一品豆腐"等。

豆腐味甘，作用于肺、胃经，具有黄豆的基本功效，即扶助正气，适用于年老之人。精神萎靡、神疲乏力、不思饮食、虚弱诸证皆可食之。豆腐补益脾胃，可用于产后气血不足、乳汁缺少症。例如用豆腐 500 克、豆芽 50 克，煮汤，喝汤食豆腐，用治产后乳少。

豆腐因加了石膏或卤水，性质由平转凉，具有清热润燥的作用，适用于热性体质，如胃热、口干舌燥、口中有异味者食用。在夏季，"皮蛋拌豆腐""小葱拌豆腐"是颇受欢迎的凉菜。

豆腐干：把豆腐进一步压干，挤出水分，就成了豆腐干。有不加盐的白干，也有加盐加调料的五香豆腐干，比较咸。

豆腐皮：豆腐皮味甘、淡，性平；入脾、胃经。善于调和胃气，缓解胃气上逆之势，故能养胃而降逆，止呕恶。例如《食疗粥谱》中用豆腐皮 1 张（切碎）、粳米 100 克，冰糖、清水适量，煮粥食之；主治胃热嘈杂。

千张：豆腐干进一步压实，压成了千张。其吃法较简单，通常与蔬菜配伍，凉拌或清炒即可。著名上海菜"红烧肉豆腐结"、北京菜"京酱肉丝"都需要千张相伴。前者是猪肉与千张结（千张打成结）红烧；后者用酱炒肉丝，再用千张卷着肉丝、葱丝、黄瓜丝吃。

江浙有一道菜叫"大煮干丝"。许多人以为是干张切成的丝，实则不然，而是用豆腐切成的细丝，然后用鸡汤煨熟。切豆腐对厨师的技术要求甚高。

黄豆芽：为大豆发芽之物。明代诗人陈嶷称赞黄豆芽"有彼物兮，冰肌玉质，子不入于污泥，根不资于扶植"。豆芽味甘，性凉；入脾、胃、膀胱经，具有清热利湿的作用，适于胃肠湿热、脘腹不适者食用。

黄豆一经发芽，营养成分有所变化，相对黄豆来说，蛋白质含量下降，产生出更多的维生素 C，每 100 克豆芽含 4 毫克维生素 C。

有些人吃素，鸡、鸭、鱼、肉、奶、蛋一概不吃，但是为了保证营养，应该添加黄豆及豆制品的供给。如果连这些都不吃了，优质蛋白质的供给就会明显不足。天长日久会出现营养不良、面色苍白、身体消瘦。

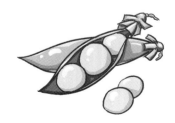

牛街的味道（牛肉）

　　北京南城有一条街，叫牛街，很出名。20世纪80年代，我曾在菜市口住过，离牛街仅有3站地，阴错阳差，就是不曾去过。

　　几年前的一天早上，我坐出租车到前门饭店开会，路过牛街。出租车司机是一个地道的北京人，特能侃。他说起牛街眉飞色舞，对那里的店铺、那里的吃食如数家珍。受此影响，我想去看看。"师傅请你倒回去，绕一下牛街"。就是这路过的匆匆一瞥，引起了我的兴趣。此后，我经常去牛街，感受那里的气氛与味道。

　　牛街以回族人居住地而闻名。这里有一个礼拜寺，是北京最大、最古老、最著名的伊斯兰教清真寺。寺院面积并不大，但建筑布局紧凑、集中、对称，许多建筑都带有伊斯兰文化特征的穹顶。绿色是牛街的主色调。

　　这条街上分布的大大小小的牛羊肉店铺就有二十多家。走进牛街，扑面而来的是牛羊肉味。

　　我们先来说说牛肉吧。一般商店牛肉就那么几种，没有那么多讲究。可是到了牛街就不同了，牛肉的品种那叫一个全，什么部位的都有，什么等级的也都有，顾客可以细细挑选，总有一款适合你。

就牛肉用途来说，可细分为"牛肉精选""炒菜牛肉""牛肉丁""牛肉馅""肥牛片"等。

再按牛的部位分：有牛上脑、牛舌、牛颈、鲜百叶、牛前腱、牛后腱、牛里脊、牛外脊、牛腰窝、牛髓、牛腩、牛尾等。

此外，还有一些平常不太熟悉的部位。

金钱腱：为牛小腿内一块修长而带筋的肉，肉里包筋，筋内有肉，肉质爽口甘香，是全牛最贵的部位；适合炖煮、红烧。

牛板腱：位于牛肩胛骨外侧，沿肩胛外侧骨膜分割而出，主要是由冈下肌、三角肌等组成；价格比较便宜，含牛筋多，不适合做牛排。

牛眼肉：最早是指眼球后面的牵拉眼球运动的肌肉。后来是指在牛背两侧前面的肉，肉形如眼状，故称为"眼肉"；香甜多汁，肉嫩滋润，适合涮着吃。

牛肉做的食品也不少。牛街年记清真熟食店的酱牛肉、酱牛舌、酱牛筋、酱肉腱子、酱牛板筋、酱牛肚、牛蹄筋等；洪记小吃店的牛肉粒、爆肚等；聚宝源的烧牛肉、牛肉大葱包子、五香牛肉烧饼。这些食品在百姓中口碑甚好，许多居民慕名前来购买，一买就是一兜子。

自然界中补脾胃的食物有谷类、薯类、豆类、根茎类蔬菜、菌类等，还有肉类，如羊肉、猪肉、牛肉、鸡肉、鸭肉、鹅肉、鱼肉等，而牛肉补脾胃的作用尤为突出。

◎ **用情专一**

牛肉味甘，专补脾土。《名医别录》曰其能："安中益气，养脾胃"。脾胃为后天气血之本，补此则无不补矣。牛肉适合年老体弱、面色萎黄、乏力气短、筋骨酸软、气虚汗多的人食用。

普通人经常食用，也可以健筋骨、强腰脚、长肌肉，使人健壮，身体健康。

◎ 补益劲大

据明代《韩氏医通》记载："黄牛肉补气，与绵黄芪同功"。黄芪是一味比较强的补气药，把牛肉和黄芪相提并论，可见牛肉功力非同一般。

◎ 性质平和

牛肉还有一个优点，性质比较平和，无论多变的春天、炎热的夏天，还是凉爽的秋天、寒冷的冬天，一年四季都可以食用。无论少年儿童，还是中老年人；无论是产后妇人，还是正值壮年的男性也都可以适量食用。

固本牛肉汤

牛肉 500 克、山药 200 克、莲子肉 50 克、红枣 15 枚、茯苓 30 克、小茴香 20 克。将牛肉切成块，放入冷水中浸泡，洗净；山药去皮，切成块。先将牛肉、清水放入锅中，大火煮开，去掉浮沫，加入山药、莲子肉、红枣、茯苓、小茴香，改用小火，煮至肉熟烂时，调入少许食盐即可停火。

牛肉、山药、红枣、莲子肉、茯苓均为益气之品，相互配合，起着增强补气的效果。

同时原料还各有侧重。如牛肉专攻补气，山药气阴双补，红枣益气补血，莲子肉心脾两补，在一派补气品中加入健脾利湿的茯苓、调香行气的小茴香，使全方补而不腻。可以经常食用，固护脾胃之本。

牛街的味道（羊肉）

走进牛街，扑面而来的是牛羊肉的味道，比较起来，羊肉的味道更明显一些。因为除了鲜羊肉本身的味道外，空气中还飘散着烤羊肉的香气，更加诱人。循着烤羊肉味，我一家店一家店地看过去。

烤羊肉分大、中、小三种类型。

大型的应属"烤全羊"。

就是把整只羊放在专门的烤炉中，周边用火烧，慢慢烤，直至羊肉里外全熟为止，耗时几个小时。一般在比较大的酒店或餐馆里才有。烤全羊表面金黄色，外焦里嫩，香气诱人，算是一道大菜。烤全羊耗费工夫，分量重，价格不菲。

中型的为"烤羊腿""烤羊排"。

烤羊腿：羊腿的肉比较厚实，富有弹性，烤制最好吃，吃起来香喷喷，有嚼头。

烤羊排：羊排的肉质细嫩，烤制后一咬一大块，吃着过瘾。

小型的则以烤串为主。

羊并不是什么样的部位都可以拿来烤的，一般以羊腰附近的羊肉为好，比较嫩；还有板筋、羊腰等也可以烤。

店里羊肉串大致 3 ~ 5 元钱一串，吃一串不过瘾，怎么也得十串，算下来就得几十元钱。懂行的居民不买烤好的现成品，而是买商家已经串好的半成品，一斤也就30多元人民币，差不多16～25串，平均下来，一串才合2元多，挺实惠的。

回家，把羊肉串用黄酒、食盐、生抽、五香粉等调料腌1个小时；然后，放在烤炉上或者带烤箱的微波炉里面烤；烤熟后，撒上少许孜然面或辣椒面即可，香气四溢，诱人食欲。

年轻人要聚餐，就事先跑到牛街，买上几斤羊肉串，花钱不多，还吃得痛快，吃得过瘾。

牛街的羊肉新鲜卫生，有普通羊肉片、精品羊肉片、特级羊肉片，以及羊肉馅等。羊的种类齐全，什么部位的都有，顾客可以自由选择。下面举几个代表性的部位。

羊蝎子：即羊的脊骨及肉，具有补肾、强筋骨的功效。"红烧羊蝎子""羊蝎子火锅"都是冬天里的热门菜。

羊腩：即羊腹部及靠近羊肋处的松软肌肉，具有补益脾胃的功效。炖着、烧着都好吃，如"番茄炖羊腩""土豆烧羊腩"。

羊肚：即羊的胃，具有健脾胃、补虚损的功效。

羊腰子：即羊的肾，具有补肾、补阳、益精髓的功效。有整个烤着吃的，也有切成片烤的，更加入味。

羊肝：即羊的肝脏。中医认为"肝藏血""开窍于目"，通过补肝，以明目、疗眼疾，改善眼睛的营养不良状况。

进入冬季，牛街的羊肉店生意更旺了。羊肉性质温热，它就像那冬天里的一把火，温暖人们的身体和心窝。

顾客一大早排队，就是为了买新鲜的羊肉。四面八方的京城人赶到牛街，来买最好的羊肉，有的顾客甚至是从北五环、东五环赶来的，排再长的大队，也心甘情愿，图的就是"新鲜"。

傍晚，还是排队，是为了吃涮羊肉。不少涮肉店门前常常几十号人拿着号，排队等候。我问排队的人为什么非要来这里吃涮肉，有一位大妈说，"这里的羊肉好，羊肉片是手工切制的，而且肉新鲜，一点膻味都没有，涮的时候不起沫子。"更多的人是慕名而来。

这里的羊肉，价格合理，质量上等。可以买回家做涮羊肉、羊肉粥、炖羊肉等，调补身体。

羊肉炖萝卜

取羊肉250克（切块）、白萝卜1个（切成块），生姜、葱白、食盐适量。将羊肉放入冷水锅中，水开后去除浮沫，加入萝卜及调料，一起炖煮至肉烂汤成，以食盐调味。

此道菜有三个好处。

补泻兼备：羊肉为"血肉有形之品"，以补为主，温中补虚；萝卜以泻为主，下气化痰，可以消除羊肉生痰之弊病。二者搭配，有补有泻，补而不腻，泻不伤正。

寒热平衡：羊肉性温，白萝卜性凉，可以预防羊肉吃多了上火的缺点。

荤素搭配：本品中有肉有菜，荤素搭配，营养丰富。

人们常将羊肉和牛肉进行比较。

从性质上来看，牛肉性质平和，羊肉性温。

从功效上来看，牛肉专补脾胃，补人体的后天之本；羊肉不但补中焦脾胃，还补下焦肾脏，先天、后天俱补，作用更加广泛一些。

稀缺的奶票

　　现在生活条件好了，牛奶属于大众生活的日常食物，喝奶根本不算个事。

　　可是，在20世纪50～80年代，经济发展缓慢，物资匮乏，牛奶属于稀缺食品，喝奶可是要凭票供给的，这种特殊供给的制度整整实行了几十年。

　　以北京为例，能享受牛奶票的是下列人员：①刚出生的婴儿；②刚生产的妇女；③有慢性病的患者；④70岁以上的老人。

　　拿着医院开具的诊断证明书，到街道居委会或指定奶站，经审核后才能领取到奶票。奶票有不同的颜色，婴儿奶票是红票，病人奶票是蓝票、老人奶票是白票，至于产妇用什么颜色的奶票记不清楚了。

　　奶票每月一张，上面有31个小格，每天取了一瓶牛奶，工作人员就画一个钩。牛奶视当月奶源情况确定供应天数，20天到30天不等。用完，再换一张月卡。

　　有了奶票也不能掉以轻心，要按时去取。当时我的爷爷奶奶都属于70多岁的老人，一到傍晚，老人就会喊："别玩了，快去取奶，晚了没有了"。只有把牛奶取回家，老人看到了奶瓶，心里才踏实。

奶票也不是一劳永逸的，每 3 个月需重新办理一次，开证明，审核，发奶票，可见当时牛奶是多么稀缺的食品呀。

牛奶本身也的确不是普通的食品，而是天然的营养滋补品，它的营养价值很高。

牛奶中蛋白质含量平均为 3%，生物价值和消化吸收率均较高，属于优质蛋白。如果产妇缺少母乳，牛奶是母乳的良好代用品。

牛奶中的碳水化合物主要为半乳糖。乳糖除供给热能外，还可以促进乳酸菌的生长，抑制致病菌的繁殖。牛奶淡淡的甜味，是由其中的半乳糖散发出来的。

牛奶中脂肪含量在 4% 左右，脂肪颗粒细小，可以供给热量。

牛奶中含有维生素 A、维生素 D、维生素 B_1、维生素 B_2 等多种维生素。

牛奶中还含有较多的钙，是预防婴幼儿佝偻病、产妇骨质软化、中老年骨质疏松的良好食品。

为什么前面提到的四类人群可以享受牛奶供给的特殊待遇？因为他们属于特殊生理条件下的人群，为弱势群体，需要格外呵护。

◎ **先说婴儿**

刚出生的婴儿，脏腑娇嫩，形气未充，各种脏器尚未发育完全，生理功能不完善，母乳是婴儿早期最佳的食物。世界卫生组织和中国营养学会都提倡母乳喂养。

但有些产妇因为各种原因缺少乳汁，不能进行母乳喂养。而牛奶含有婴儿所需要的大部分营养素，就成为母乳比较好的代用品。通过合理地喂养牛奶，婴儿可获得良好的营养，使孩子们健康茁壮地成长。

需要注意的是，牛奶中铁的含量很少，婴儿添加辅食时，应注意及时补充含铁丰富的食物，如蛋黄、猪肝、瘦肉等。

◎ 二说产妇

产妇生产时，都会流失一些血液，身体亟待休养恢复。同时，产妇还要用自己的乳汁喂养孩子。产妇经常喝牛奶，一方面有助于自身机体康复，另一方面有助于分泌乳汁，喂养婴儿，促进孩子生长发育。

◎ 三说老人

老年人日渐衰老，身体虚弱，易患疾病。我国宋代《养老奉亲书》为医家陈直所著，他十分重视饮食，把"饮食调治"列为第一篇，篇幅占全书的二分之一以上。陈直擅长用牛乳调养，如"益气牛乳方"："牛乳最宜老人。性平，补血脉，益心，长肌肉，令人身体康强润泽，面目光悦，志不衰。故为人子者，常需供之，以为常食。或为乳饼，或作断乳等，恒使恣意充足为度，此物胜肉远矣。"可见，古人早就知道牛奶对老年人有滋补强壮的作用。

◎ 四说患者

一般重病患者或慢性病患者大都身体虚弱，营养消耗多，容易引起营养不良，可以用牛奶进补。古代医家孙思邈曰，牛乳"补大病后不足""万病虚劳"。"取七岁已下、五岁已上黄牛新生者乳一升，以水四升，煎取一升。如人体温，稍稍饮之，不得过多，十日服不绝为佳"（《备急千金要方》）。

牛奶的蛋白不属于结构蛋白，不会产生嘌呤等代谢物，对于痛风患者、肾病患者是有益的。

所以，在当时的经济条件下，喝奶凭票的规定是有道理的，"好钢用到刀刃上"，确实保证了特殊人群的营养需要和健康。

随着经济的发展、乳制品的发展，从 1984 年开始，北京及一些大城市陆续开始取消牛奶凭票供应，奶票也逐渐退出了历史舞台。取而代之的是牛奶自由购买，供应量逐年增长。现在不仅特殊人群喝牛奶，普通人也可以经常喝牛奶。

每次上营养课，我都建议学生经常喝牛奶。牛奶和普通饮料的价格相似，可是牛奶的营养价值多高呀。对学生来说，牛奶有利于长身体、健脑益智，增加记忆力、健骨强腰，还可以美容润肤。

当然，牛奶也存在一些问题。例如：有些婴幼儿对牛奶不适应，喝了牛奶就过敏，脸上起疹子，这叫"婴幼儿湿疹"，建议食用去除过敏因子的配方奶即可。还有的人一喝牛奶就腹泻，建议改用酸奶。酸奶是以牛奶为原料，经过巴氏杀菌后，再向牛奶中添加益生菌，经过乳酸菌的发酵后，再冷却制得的牛奶制品。酸奶不仅保留了牛奶的大部分营养成分，而且更容易被胃肠道消化吸收。

太湖三白

　　无锡人以太湖为骄傲。太湖地处长江三角洲的南端，横跨江苏、浙江两省，北临无锡，南邻湖州，是我国五大淡水湖之一。湖面辽阔，烟波浩渺，透着大气。

　　自古美食配美景，太湖以"三白"著称。"太湖三白"是白鱼、白虾、银鱼，一水儿的白色，在五颜六色的食物中显得淡雅别致。

1. 白鱼

　　白鱼在鱼类中体积不算大，鱼身修长，属小型鱼。但在"三白"当中，白鱼的个头算是最大的了。鱼的表面有一层密密的银色细鳞，腹部微隆，两头稍翘，因此又叫"翘嘴白"。

　　白鱼是江浙一带比较名贵的经济鱼类之一，古已食用，并且作为贡品敬奉朝廷。

　　白鱼肉质比较细嫩，腴滑，其肉色白，味道鲜美，风味甚佳。

　　当地人的做法有："清炖白鱼""清蒸白鱼"，或者剁成泥以后做"鱼丸"，总之，尽量保持白鱼的原汁原味。我在北京和太湖都吃过"清蒸白鱼"，还是太湖做的"清蒸白鱼"更胜一筹，鱼肉洁白细嫩，香气扑鼻，味道鲜美，毕竟近水楼台先得月嘛。此外，也可用红烧方法成菜。

在全国各地淮扬菜菜馆中，白鱼是一道少不了的代表菜。

白鱼味甘，性质平和，作用于肺、胃、肝经，医家称赞白鱼"开胃下食，去水气"（《开宝本草》）；《本草药性大全》称其"润五脏"。现代医书《中国药用动物志》："（白鱼）开胃健脾。主治胃气不舒，水肿。"

总之，白鱼养五脏，开胃健脾，消食行水，主治食积、水肿，常用于体虚心悸、纳谷不香、慢性腹泻、体虚浮肿，以及肝肾亏虚、视物模糊等症。

2. 白虾

太湖的白虾体积不大，虾壳很薄很薄，全身通体透明，当地人称为"水晶虾"。一般的虾烹熟后都会变成粉红色，而太湖白虾至熟时依然洁白如初。古人形容"太湖白虾甲天下，熟时色仍洁白"。

白虾怎么做都好吃，如果要吃原味，最好用白煮、白灼的方法。一锅水开了，把虾放进去，熟了，捞出来，放入盘中，搁点盐进去，白灼就行了。点叫上一盘，一个一个送到嘴里，细细品味，味道鲜美、甘甜。一盘白虾很快就没了。

白虾营养丰富，含较多的蛋白质、维生素A，以及钙、钾、镁、铁等营养物质。而且其肉质松软，容易消化，对身体虚弱、需要调养的人较为适宜。如孕妇、产妇，以及脾胃虚弱、年老肾虚、腰脚无力之人均适合食用。

白虾的幼苗含钙较多，儿童或中老年人经常食用，如煮汤、制馅、炒菜等，可以预防佝偻病及骨质疏松症等常见病。

白虾烧豆腐

嫩豆腐500克、白虾100克、食盐适量。白虾洗净，嫩豆腐切块。将白虾在锅中煸炒一下，放入豆腐、食盐，翻炒至熟，装盘。

本菜滑嫩咸鲜，具有一定滋补作用。

3. 银鱼

这种鱼身材细长小巧，模样俊秀，通体透明，体表无鳞，体内无骨，制熟后转变成银白色，所以叫"银鱼"。

银鱼肉质鲜嫩，没有一点儿腥味，属河鲜中的上佳珍品。宋代诗人把银鱼和鲈鱼并列在一起，写下"春后银鱼霜下鲈"的名句。

银鱼的做法也是多种多样，什么"香酥银鱼""炸银鱼"等，固然好吃，但似有其他味盖过银鱼原味之嫌。无锡人最喜欢用银鱼做汤，除了少许食盐外，什么都不加，清清爽爽，原汁原味，鲜美无比。

无锡人也喜欢用银鱼与鸡蛋配菜。银鱼和鸡蛋搭配在一起做菜，鸡蛋味淡，臣不压主，能够较好地衬托出银鱼的鲜美之味。

银鱼能宽中健胃，与鸡蛋均味甘，性质平和，具有滋阴养血、健脾益气的作用，二者搭配，相须为用，增强了补益作用，适合体虚之人食用，常人也可经常品用。

下面介绍几种当地的做法。

芙蓉银鱼

取银鱼100克，洗净，备用。鸡蛋3枚，将鸡蛋壳打破，取鸡蛋清。把银鱼、少许食盐放进蛋清液里，搅匀。锅内放油，待油温热时放入鸡蛋和银鱼，不断翻炒至熟。

此菜白色鸡蛋清托起银色的小鱼，宛如初开的芙蓉花，故美其名曰"芙蓉银鱼"。

银鱼鸡蛋汤

取鸡蛋1枚，银鱼50克。银鱼洗净，鸡蛋打碎搅匀。将银鱼放入锅中，临熟时，调入鸡蛋液和食盐。

当地常以"银鱼鸡蛋汤"作为产妇月子里的调养之品。本品既可以调补母亲的身体，又可以促进奶汁分泌，以利喂养刚初生的孩子，一举两得。

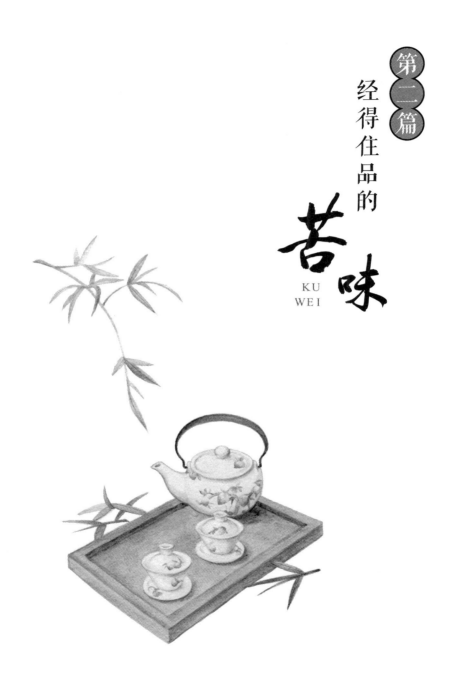

第二篇

经得住品的

苦味

KU
WEI

苦味小传

新生儿一接触苦味饮料时，就会皱起眉头，呈现出痛苦的表情。苦味，的确不是一个生来就讨人喜欢的味道，对苦味的接受与喜爱是需要后天培养的。当你逐渐体会到苦味的魅力时，就会由衷地爱上它。君不见，世界上无酒精的三大饮料均为清一色的苦味，它们是咖啡、可可和茶叶，饮者数亿人，经久不衰。

◎ 咖啡

咖啡是用经过烘焙的咖啡豆制作出来的饮料。咖啡属于重口味，一般第一次喝咖啡时，人们经常感叹："哇，怎么这么苦呀？"以后经常喝，慢慢也就习惯了，一天不喝还难受。

咖啡是西方人生活的一部分。商店旁、马路边、山脚下、海滩上，到处都可以见到咖啡馆，成为一道美丽的风景线。我到国外旅游时，就比较喜欢拍各式各样的咖啡馆，奢华的、简约的、城市的、乡村的……

喝咖啡，急不得，慢慢喝，细细品，品它的醇香，品它的浓郁，越品越有味道。几杯咖啡可以从日出喝到日落，意犹未尽。

"咖啡"一词来源于希腊语"Kaweh"，是"力量与热情"的意思。因为含有咖啡因，人们喝了咖啡，能够提神、醒脑。

职员在工作间歇喝咖啡，如同"加油"，立刻容光焕发，精力充沛。

作家喜欢在咖啡馆写作，咖啡可以使大脑思维活跃，灵感迸发，文如泉涌。

2005 年，我到捷克中医联合会讲药膳课，课程结束后，游览了美丽的查理大桥和布拉格老城，还到著名作家卡夫卡常去的咖啡馆坐坐，遥想当年他喝咖啡、写作的情景。

◎ 可可

可可豆是梧桐科常绿乔木可可的果实，经过焙炒、粉碎，制成可可粉，可做饮料。可可豆原产于美洲热带地区，然后传到欧洲、亚洲和非洲，我国广东、海南及台湾地区也有种植。

可可粉的原味也是苦的，但很少人能品尝到它真正的味道，因为，在后期饮料配制中常常加了糖或牛奶，变苦为甜。小孩子最愿意喝调配过的可可，可可的脂肪含量比较高，有些成年人喝了觉得有些腻，不太愿意喝。

可可的衍生物是巧克力，最初巧克力只是加糖，后又加了牛奶，成为现在的口味，甘苦相兼，还带有奶香味。现在流行黑巧克力，苦得纯正，苦得彻底。

◎ 茶叶

世界各地广泛种植茶。茶叶属于轻口味，它不像咖啡、可可那么苦，还带有淡淡的清香。

在广东、福建等地，茶楼、茶屋、茶室、茶棚随处可见。喝茶也讲究慢，最好徐徐饮服，从清晨喝到傍晚，乐在其中。

喝茶不仅是生理需要，也是一个身心放松、养生保健的过程。在喝茶的过程中，人不知不觉地就静下心来，大脑和身体处于休息状态。所以，喝茶是养神、养身的好办法。广东、福建的"功夫茶"就是代表的。

甘味虽说是"大众情人"，人见人爱，缺点是不耐品。有谁见过一个人拿着一杯苹果汁喝上一天的？其他的味道，诸如酸味、咸味、辛味、涩味、淡味，也不如苦味经品。

由此看来，苦味不是一个短效的、肤浅的味，而是一种持久、深刻的味，只有用心地去品，才能感受它的内在美。

如同生活一样，一帆风顺的人生总觉得缺少了什么，只有经过风雨，才能真正地体会出生活的味道。

苦味食物以蔬菜居多，如莴笋、莴笋叶、生菜、芹菜、茴香、香菜、苦瓜、萝卜缨（叶）、油菜苔、盖菜、慈姑；还有一些野菜，如苜蓿、苦菜、荠菜等。苦味水果或干果有白果、杏仁、荸荠、柚子等。

中医认为苦味大致有三个作用，用六个字概括，即"能泄、能燥、能坚"。

◎ 能泄

所谓"能泄"，就是清泄火热。苦味食物多能清热消暑，早在古代《周礼》中就说夏季调味要"多苦"。"多苦"就是在夏天要多吃点苦味的食物，如苦瓜（凉瓜）、苦菜、莴笋叶等，食后把热排泄出去，使人身体凉爽。

喝咖啡会怎么样呢？我也询问过在国外的亲戚和朋友，反馈一些体会。一位亲戚属于特别容易上火的人，可是喝咖啡从来不上火。另一个朋友，在国内一吃橘子就上火，长口疮，但自从习惯喝咖啡后，吃橘子一点事都没有，屡试不爽。他自己也觉得奇怪，难道是国外的橘子性凉？非也。这没有什么可奇怪的。中医讲究性味合参，咖啡的性虽偏于温热，可别忘了它的味道是很苦的，苦能泻热，二者相互抵消，抑制了温热之性带来的弊病，所以，喝咖啡上火的并不多见。

苦味"能泄"，除了养生外，也有食疗作用，适用于感受热邪或机体阳盛、阴虚内热所产生的一系列病证。

◎ 能燥

所谓"能燥"，就是苦味能够祛除湿邪，中医把这个作用叫做"燥湿"作用。一般来讲，清热燥湿、苦温燥湿的食物多具有苦味，如苦菜、苦瓜、茶叶等。

苦味食物多用于治湿热呕恶证、痰湿咳喘证。如苦瓜可以清热燥湿；杏仁能止咳喘、通便。

◎ 能坚

所谓"能坚"，是说苦味能"泻火存阴"。当热邪不断耗伤人体的津液、阴血时，只有清热断火才能制止进一步损阴，保护阴津。中医称这种清热存阴的方法为"坚阴"。

现在，人们逐渐认识到苦味的价值，除了饮料外，曾被忽视的苦味食物越来越多地走上人们的饭桌，如一些北方人也开始接纳以前不太喜欢的苦瓜了。

但是婴幼儿、儿童、青少年、脾胃功能虚弱者不宜多吃苦味的食物或饮料，以免伤及脾胃，减弱运化食物的能力。

你能吃苦吗？

一般瓜果看着都比较顺溜儿，像南瓜、倭瓜、西瓜、冬瓜、黄瓜、哈密瓜、白兰瓜等，个个有模有样，表皮光滑。苦瓜是一个例外，表面凹凸不平，所以有些地区把苦瓜称为"癞瓜"，略带嫌弃之意。

别看苦瓜颜值不高，长得不好看，可养生保健是一把好手。明代医家李时珍说苦瓜"苦，寒，无毒""除邪热，解劳乏，清心明目"。清代名医王士雄亦称苦瓜"涤热，明目，清心""熟则色赤，味甘性平，养血滋肝，润脾补肾"（《随息居饮食谱》）。

民间把苦瓜称为"凉瓜"，"凉瓜"更能反映苦瓜的特点和作用。所以，苦瓜成为盛夏时节人们经常吃的食物。

有些人口头说是爱吃苦瓜，但是喜欢吃不太苦的苦瓜，先把苦瓜切成丝，在开水锅里面焯几遍，捞出来，再凉拌或炒着吃，实属叶公好龙，这样做不太妥当。

苦瓜的魅力在于"苦"，所以才有"清热""涤热"之功。可是如果将苦瓜切成丝，用开水一焯，苦味物质大部分随水流失了，苦味是减轻多了，可是清热作用也荡然无存了。

而且，苦瓜含维生素 C 较多，每 100 克苦瓜含有维生素 C 56 毫克，比柑橘的含量还多。维生素 C 是重要的营养物质，可以保护心血管、提高人体免疫力，但它属于水溶性维生素，在水环境下容易溶解，经过这么一焯，苦瓜中的维生素 C 也只能"随波逐流"，白白浪费了。

如果凉拌着吃，为了消毒，把苦瓜洗干净，整个瓜放在开水锅中焯一下，迅速捞出。待凉，切成丝，用少量的糖、醋调拌均匀即可食用。这样做既解决了卫生消毒问题，又保留了苦瓜中的有效成分。

苦瓜茶

取鲜苦瓜数个，绿茶适量。将苦瓜洗净，截断一头，掏去其中的籽，塞入绿茶后用苦瓜蒂塞紧，悬挂在通风处阴干，收储，备用。

每次取苦瓜茶 6 克放入茶杯中，开水冲泡，温浸 10 ～ 15 分钟后即可饮用，代茶饮。

本茶中既有绿茶的芬香，又有苦瓜的清凉，日常饮用有祛热消暑的效果。

夏天，气候炎热，人们喜欢游泳。如果泳池水不干净，可能会得"暴发性火眼"，也就是医学上所说的"急性结膜炎"，眼睛红肿热痛，需要立刻处理：马上隔离，避免交叉感染，传染他人；及时上药，点眼药水，以杀灭细菌；再用食疗，用苦瓜内外兼治，清热解毒。

内服：苦瓜汁、苦瓜汤、苦瓜茶均可。

外用：将苦瓜切成片，贴在眼睑处，闭目 15 分钟，去掉。再更换一片苦瓜，如此反复若干次，直至红肿热痛消退。

古书记载苦瓜有"明目"的作用，苦瓜是通过清热的途径而达到明目的效果。

糖尿病患者也可以经常吃苦瓜。现代研究表明，苦瓜有降血糖的作用，给糖尿病的家兔灌服苦瓜浆汁后，可使其血糖明显降低；给家兔口服苦瓜苷也可降低血糖。《泉州本草》也记载苦瓜"主治烦热消渴引饮。"

在烹饪界，说起苦瓜，颇有赞誉，认为它有"君子风度"——自身虽苦但不会把苦味传给其他食物，故苦瓜有"君子菜"之称。厨师也喜欢用苦瓜搭配制菜，别有风味。如广东的"苦瓜炆黄鱼"、四川的"蒸苦瓜肉筒"、陕西的"苦瓜烧田鸡"、台湾的"咸蛋炆苦瓜"、湖南的"干菜苦瓜炒肉丝"，以及客家菜"福菜苦瓜"等。

福菜苦瓜

具体做法：福菜（即鸭舌草）100克，苦瓜400克，五花肉200克，鸡汤、冰糖、老姜片适量。福菜切成段，苦瓜、五花肉切片，五花肉煸炒后备用。另取一砂锅，把上述原料一并放入锅中，加水，加热煮开后，改用小火慢炖而成，食盐调味。

别看这道菜里放了大量的苦瓜，但菜并不太苦，既保持了鸡和肉的鲜味，还有清热祛火的作用，不失为一道清补佳肴。

苦瓜菜肴还有一个规律可循，就是常常用温热的食物与寒凉的苦瓜搭配，如"柿子椒炒苦瓜""姜芽炒苦瓜""蒜蓉苦瓜"等，以达到一种寒热平衡的状态。

说了这么多苦瓜的好处，但要充分发挥苦瓜的效能，首先需从挑选苦瓜入手。一般来讲，凡是外皮颜色翠绿、沟纹较深的苦瓜，都比较苦；凡是颜色发白、沟纹比较浅的苦瓜，属于熟透了的苦瓜，就不会太苦。

　　苦瓜苦寒，胃不舒服的人、脾胃虚寒者不宜多食。

变了味的苦菜

　　从事营养教学工作以来，我感到，凡是自己见过、吃过的食物，对其色、香、味有所了解的，讲起来就会比较生动、流畅；而不认识的食物，讲课时总是干巴巴的，一带而过。所以，每次出差或旅游，我总喜欢四处转转，寻菜馆、看菜谱，最好能从中找到新的食物、新的菜肴，以增加对食物的认识和理解。

　　1999 年，我到江西与福建交界处的武夷山去玩。武夷山属于典型的丹霞地貌，山峦起伏。

　　晚上，在山脚下一个小餐馆就餐。在菜谱中，发现一道"清炒苦菜"。我从小生长在北方，没有见过苦菜，一点感性认识都没有，每次讲到苦菜时总是含糊其辞。这次发现这道"清炒苦菜"，顿时喜从心来，随即点了这道菜。

　　一餐饭快吃完了，就是不见"清炒苦菜"端上桌，询问服务员，服务员指着一盘菜说："这个就是清炒苦菜呀"。什么？这菜哪里是苦菜，分明还有些甜味嘛。她解释道"因为你们是从北方来的，怕吃不惯，厨师就用开水焯了一下，炒菜时还特地加了一些糖"。唉，本想吃一道原汁原味的苦菜，结果却是失去本味、略带些甜的"苦菜"。苦菜的功力在于苦，这样处理的"苦菜"，实在令人失望。

苦菜是菊科植物苦苣的全株，学名叫"苦苣"，别名叫"苦麦菜""苦苣菜""苣荬菜"。苦菜分布很广，全国大部分省市均有分布。山坡、灌木丛、田埂、路边均可以寻觅到苦菜的足迹。老百姓经常采一些回家做菜吃。

一个江西籍的学生告诉我，在她的老家，常常把吃不完的苦菜晒干，夏天煲肉汤时放一些苦菜进去，既有清热解暑的作用，又荤素搭配。可见民间有丰富的美食宝藏。

以前，北方地区很少见到苦菜。后来，农贸市场陆陆续续有卖苦菜的。我到家附近的农贸市场转转，终于找到苦菜，如获至宝，赶紧拍照。苦菜的茎为黄白色，叶子为绿色，叶片呈长椭圆状广披针形。苦菜虽苦，但是苦味比较淡，不像苦瓜那样苦，还有一点清香，并不难吃。一般人都可以接受。

《神农本草经》说苦菜"味苦寒。主治五脏邪气，厌谷，胃痹。久服安心益气，聪察少卧，轻身耐老"。苦菜性质偏寒，功效以祛邪为主，可清热解毒、抗菌消炎、除热明目。凡热毒引起的诸病，如肠炎、痢疾、急性黄疸型传染性肝炎、阑尾炎、乳腺炎、口腔炎、咽炎、扁桃体炎等，苦菜均有一定治疗作用。现在研究发现，苦菜还有抑制癌细胞生长的作用，可辅助用于宫颈癌、直肠癌的防治。

苦菜凉拌、清炒、煮炖均可。

凉拌苦菜

先将苦菜择好洗净，在开水里迅速焯一下，以杀菌消毒，又可避免苦味物质过多流失；控干水分，晾凉，备用。姜蒜切末，加入盐、香油、米醋少许，搅拌均匀后装盘即可。

苦菜豆腐汤

苦菜 200 克、豆腐 200 克。苦菜洗净，切成细丝；豆腐切成小方块，备用。待锅中水开后，放入豆腐和苦菜，煮至菜熟，加入食盐调味，即可停火。

本品中苦菜和豆腐均能清热解毒，相须为用，作用更强，可以用于各种热毒证。

与苦瓜相比，苦菜的医疗保健作用部位不仅广泛，而且深入，不仅可解气分之热，还可以直达血分，凉血止血、化瘀解毒，能辅助治疗吐血、衄血、咯血、尿血、便血、崩漏等各种出血症。

南方民间常用苦菜和猪肝炖汤治疗贫血。

苦菜猪肝汤

苦菜 100 克，猪肝 100 克，干大枣 3 枚。苦菜洗净，切成细丝；猪肝切成片状，用黄酒、生抽、淀粉腌制，备用。

待锅中水开后，放入三物，煮熟，加入食盐调味，及时停火，以免猪肝老硬。

猪肝含有丰富的铁，每 100 克猪肝中含铁 22.6 毫克；大枣和苦菜含有一定量的维生素 C，维生素 C 有助于铁的吸收，三物相配，补血效果更好。

苦菜味苦，性质偏寒，《本草经疏》言："脾胃虚寒者忌之"。

民间也有把败酱草当作苦菜的，但实际上二者是有区别的。

苦菜是菊科植物，其茎叶嫩而多汁，含 90% 的水分，无刺、无毛，微带苦味，属野菜，尚属食物。

败酱草属于败酱科植物，茎叶较阔，背部有白毛，味道又苦又辛，煎煮时有一股浓烈的异味，口感差，属中药。败酱草清热解毒、祛瘀排脓的功效明显强于苦菜，还有抗癌作用。败酱草多食伤胃，与通常说的"苦菜"不是一物，使用时应区别对待。

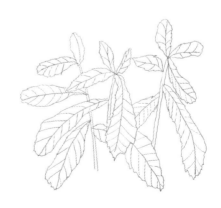

青青莴笋青青叶

　　小时候，家里在经济条件允许的情况下总是尽量多买一些蔬菜，以供给孩子们丰富的营养。可是有一种叫莴笋的蔬菜吃得很少，因为爷爷总说吃了莴笋会"蒙眼睛"，怕老人不高兴，一般就不买。

　　上大学后，我就这个问题特地查了一些古代本草书，莴笋与眼睛的关系有两种说法：一种说法是损眼睛，如《本草衍义》曰"多食昏人眼"；另一种说法是益眼睛，如《本草纲目》"（莴笋）利气，坚筋骨，去口气，白齿牙，明眼目"。

　　我个人认为第二种说法比较可靠。因为，莴笋里面含有一定量的胡萝卜素，胡萝卜素进入人体后可以转化成维生素A，维生素A有维护眼睛上皮细胞健康的作用，促进泪腺分泌，润泽眼睛。

　　至于第一种说法，只是民间流传和古书记载，到目前为止，还没有相关的实验和临床证明支持，有待于今后进一步研究。

　　莴笋是大家比较熟悉的一种蔬菜，平常我们吃的多为"茎用莴笋"。

"茎用莴笋"的特点是茎长叶短，食用部位主要是莴笋的茎，外皮青白色，里面的肉色青绿，肉质细嫩，口感清脆爽快。人们很形象地称其为"青笋"。

春季青笋初上市时，最为鲜嫩，适合切丝凉拌，或清炒，或氽汤，清新爽口。

在烹饪中，莴笋既可作主料，又可作配料，还可和肉类、蛋类、鱼虾等一同烹制，使菜品味道鲜美不腻。

莴笋味道微苦，性质偏凉。莴笋有一个特点，茎肉中带有丝丝缕缕的细条，中医讲究"取类比象"，所以，莴笋蕴藏着"通"的含义，用通俗话来说，就是"通利"。

莴笋可以通乳，用于产后乳汁闭塞不通、乳汁缺少症。母乳中含有婴儿所需要的大部分营养素，世界卫生组织及中国营养学会都提倡母乳喂养。可是有些妇女产后就是无乳，怎么办？一方面补充滋养性食物，如鸡鸭鱼肉等富含蛋白质的食物；另一方面给予通利性食物，补通结合，可获良效。

莴笋排骨汤

取莴笋250克，洗净，切成块，备用；排骨250克，先放在冷水锅中煮开，撇去浮沫，放入莴笋块、生姜片，继续炖煮。经常食用。

排骨具有补益作用，可促进乳汁生成；莴笋通利乳汁，一补一通，合用可见良效。

莴笋还可以通利小便，用于小便不利、小便不通，以及尿道感染，出现尿频、尿急、尿痛等症状。

莴笋冬瓜汤

取莴笋 150 克，冬瓜 150 克，食盐少许。先将两菜洗净，莴笋去皮切成片，冬瓜也切成片，一起放入锅中，大火烧开后，改用小火煮 15 分钟，即可停火，放少许食盐调味。

莴笋和冬瓜都能清热利尿，合用效力更强。

莴笋可以通利肠胃，因其含有丰富的膳食纤维，能促进肠道蠕动，从而达到通利肠胃的效果。

凉拌莴笋胡萝卜丝

取莴笋 100 克，胡萝卜 100 克。先将两物洗净，用开水焯一下，捞出；用洁净刀具将其切成丝，用少量食盐拌匀，即可食用。

莴笋和胡萝卜，青色配红丝，好看！而且二者都有通利肠胃的作用。

至于莴笋叶，以前一扔了之，现在人们不仅吃莴笋，还要吃莴笋叶子。

◎ 莴笋叶有两个优点

一是营养价值高：莴笋叶中胡萝卜素含量大约是莴笋茎的 6 倍，维生素 C 含量是茎的 3 倍，铁含量是茎的 1.5 倍。

莴笋叶的营养成分明显高于莴笋茎。

二是清热作用强：莴笋茎的味道比较清淡，而莴笋叶的味道要苦一些，因此，清热作用也比较强。

莴笋叶中还含有莴苣素，味苦，能增强胃液，刺激消化，增进食欲，并具有镇痛和催眠的作用。

也有人称莴笋叶为"生菜"的，此生菜与一般常说的生菜有所不同，需要鉴别。

一般的生菜颜色淡绿或发白，有的呈圆形，叶片一层一层地包裹着；有的呈散叶状，叶片大，味道淡中有甜。

而莴笋叶的颜色青绿或深绿，叶片细长，略带弯曲起伏，带有微微清苦的味道。

莴笋叶，如何吃比较好？生吃、炒食、做汤均可。生着吃莴笋叶最好，脆脆的、爽爽的，还能最大限度地保留莴笋叶的营养成分和功效。但是光吃莴笋叶未免单调，可以做一道营养丰富的"莴笋叶卷"。

莴笋叶卷

莴笋叶数张、黄瓜 50 克、胡萝卜 50 克、豆腐皮 50 克、火腿肠 50 克。先将上述食物洗净，将黄瓜、胡萝卜、豆腐皮在开水中焯一下，切成丝，放在盘中。将莴笋叶平放于手心，放入适量的黄瓜丝、胡萝卜丝、豆腐皮丝和火腿肠，卷起来直接食用即可。如果觉得味淡，可以蘸少许甜面酱，增加口味。

本品中胡萝卜、豆腐皮丝、火腿肠健脾益气，莴笋叶、黄瓜能清热消暑，荤素搭配、营养丰富、补泻兼顾，吃起来清清爽爽，一点也不油腻，夏季食用，不失为一道好菜品。

柚子皮烧肉

早就听说广西的沙田柚好，是柚子中的精品，可是没见过、没尝过，没有一点感性认识。前些年，一位广西的朋友带来几个沙田柚，终于得见真颜。

送柚子就是送福气，柚子外形厚实圆润，象征着"团团圆圆"之意，家人团聚在一起，和和美美，其乐融融。

柚子的"柚"和保佑的"佑"同音，柚子即"佑子"，有"保佑""吉祥"的含义。

柚也和"有"谐音，是"大柚大有"的意思，寓意给新的一年带来好兆头、好运气，收获多多。

我看着大柚子高兴，仔细观察：柚子呈圆锥型，外皮呈柠檬黄色，品相好看。沙田柚的底部有一个类似肚脐的印记；凑近果面，可闻到香甜气味；剥去皮，果肉颗粒饱满，吃起来特别甜，水分充足，生津止渴，果然名不虚传。

柚子的营养丰富，矿物质和维生素含量都远远超过了很多水果，维生素 C 的含量是柠檬和橙子的 3 倍，钙的含量更是比苹果、梨等水果多 10 倍。

一般的柚子肉以甜为主，微酸，性质偏凉，吃起来一点也不腻，很爽口，吃后能解渴、助消化、和胃，还可以化痰止咳。

柚子皮则与果肉的味道截然相反，又苦又涩。我吃完柚子顺手就要把柚子皮扔了。朋友急忙拦住："别扔，我知道用柚子皮烧肉可好吃了。今天做一道菜，给你尝尝。"

朋友先是把柚子皮的黄色部分在火上烤一下，然后用刀轻轻地刮去焦黄皮，在放入凉水里面浸泡1个小时后取出，切成块；又将猪肉切成与柚子皮一样大小的块……她不停地忙着，一个小时后，柚子皮烧肉终于做好了。

这道菜闻着香，味道好，柚子皮中带有肉的滋味，猪肉里又带有柚子皮的香味，而且柚子皮比较厚实，具有很强的肉质感，真是柚子皮的一种妙用。

一年过去了，又到柚子丰收的季节，望着黄灿灿的柚子，我想起了朋友的"柚子皮烧肉"。心动不如行动，忙乎一个多小时，结果却很不理想：打开锅盖，柚子皮一块一块地都"胖"起来了，比猪肉块整整大了1倍，发得像胖大海似的，吃起来稀稀松松的，一点嚼头都没有。我赶紧打电话请教朋友。原来是烹调中有一个环节出了差错：我图省事，把猪肉与柚子皮一起下锅烧煮，等到难熟的猪肉煮烂时，质地疏松的柚子皮早已发得不成样子，口感一点也不好。

我按朋友教的方法重新做了一遍。猪肉先下锅，放入清水，上火煮开后撇去浮沫，捞出，备用。锅内放入少许烹调油，烧热后放入猪肉，翻炒片刻，加水，盖盖。待肉烧至半熟时，再将切成块的柚子皮放入，小火慢煮，烧煮至肉熟烂时停火。此时柚子皮已入味，而且质地有韧性、有嚼头。终于做成功了！

用于烧肉的柚子皮，最好选择厚的柚子皮，口感好。薄的柚子皮口感比较差。

柚子皮烧肉属于荤素搭配，补泻结合。中医认为猪肉有滋补的作用，能滋阴养血、健脾益气，但有生痰之弊。柚子皮以泻为主，擅长理气化痰，可以消化肉食所生的痰。同时柚子皮相对疏松，有很好的吸附性，能化解肉食的油腻。

　　在"柚子皮烧肉"这道菜中，柚子皮主要化肉所生的痰，如果身体里面有痰怎么办呢？

　　中医认为"痰"是病理产物，又是致病因素，"随气升降，无处不到"，所以痰的病证很多，症状多样。比如：痰阻于肺，出现咳喘痰多；痰阻经络，引起四肢麻木；痰蒙头之清阳，则头晕、头痛；肝风夹痰，则引起中风、惊厥；痰扰乱心神，会导致睡眠不安。

　　病有专攻，这些病证皆可以化痰治之。柚子皮味辛、苦、甘，性温，有化痰、止咳、理气、止痛的功效。

　　咳嗽痰喘是常见病、多发病。患者平时可注意收集一些柚子皮，需要时可做成柚子皮茶。

柚子皮茶

　　先把柚子皮洗净，切成丝，晒干，贮存，备用。每次取柚子皮10克，煎水喝。为了加强柚皮化痰的作用，还可以添加茶叶，一般用绿茶比较好。

橘肉与陈皮

    1985 年底的一天，我收到一包礼物，打开一看是"南丰蜜橘"。以前没见过这种橘子，颜色金黄，个头小小的，皮薄薄的，肉质细嫩，口感甘甜。据说是江西著名的特产，古代曾作为献给朝廷的贡品。

    寄件人是我的一位中学同学，学习很好，性情朴实，老是笑眯眯的。1976 年高中毕业，她工作几年后随父母回到老家江西省新余市。开始还有联系，以后联系日渐稀少。南丰橘子的到来，使我回忆起同窗的友谊、同窗的美好，仿佛一切又回到年少时光，橘子吃在嘴里，甜在心里。

    橘子有很多品种，并不是所有的橘子都像南丰蜜橘那样甘甜，一般酸甜为多。

橘肉

    橘肉可以生津止渴：橘肉酸甜可口，汁液多，生津止渴，正好弥补了秋季气候干燥的不足，可以缓解秋燥引起的舌干口渴、皮肤干燥的问题。

    橘肉可以润肺止咳：橘肉味酸，入肺经，润肺止咳，可以辅助治疗肺燥咳嗽、咳痰不爽等症。

橘肉最好连橘络一起食用。橘络就是附着在橘子果瓣上的筋膜，橘络有很好的化痰效果。

橘子皮的味道则和橘肉大相径庭，一派苦涩。所以，大多数人都把它当作废物给扔了。

中医却把橘子皮当作宝，经过一系列炮炙，可制成"陈皮"，作为中药使用。陈皮分普通"陈皮"和"广陈皮"两种。

陈皮

秋末冬初果实成熟时采收果皮，晒干或低温干燥。以陈久者为佳。外表面为橙黄色或红棕色，有细皱纹及凹下的点状；内表面黄白色，粗糙呈海绵状，附带黄白色或黄棕色筋络。质地稍硬，味辛而微苦。气味芳香。

广陈皮

生产于广东新会者又叫做"新会皮"，切丝，生用。果皮点状较大，对光照视透明清晰，质地比较柔软。

无论哪种陈皮，均以片大、色鲜、油润、质软、香气浓郁、味甜苦辛者为佳，都含有陈皮素、橙皮苷及挥发油。挥发油的主要成分为柠檬苦素和柠檬醛。

陈皮的作用

陈皮的作用比橘肉广泛。

◎ 作用于脾胃

健脾和中：本品辛温，辛行温通，有行气止痛、健脾和中之功，因其苦温而燥，故寒湿阻中之气滞最宜。善于治疗脾胃气滞、脘腹胀痛、恶心呕吐、泄泻等。

陈皮山楂神曲汤

取陈皮 10 克、山楂 10 克、神曲 10 克。放入清水锅中，大火烧开后，改用小火煎煮 15 分钟，停火，去渣取汁。每日煎 2 次。也可以放入茶杯中，代茶饮。

陈皮健脾和中；山楂、神曲皆能消食积、助消化，神曲主要消谷食，山楂力强，善消肉积，三者合用理气消食。

和胃止呕：陈皮辛香而行，善疏理气机、调畅中焦而使之升降有序。《名医别录》："（陈皮）主下气，止呕咳"；"（陈皮）治脾不能消谷，气冲胸中，吐逆霍乱，止泄"。适用于呕吐、呃逆症。

陈皮姜枣汤

取陈皮 10 克、生姜片 10 克、大枣（瓣开）3 枚。放入清水锅中，大火烧开后，改用小火煎煮 15 分钟，停火，去渣取汁。每日煎 2 次。也可以放入茶杯中，代茶饮。

陈皮健脾和胃，配以生姜、大枣，和胃、降逆、止呕。

◎ 作用于肺脏

祛痰：陈皮既能燥湿化痰，又能温化寒痰，且辛行苦泄而能宣肺止咳，为治痰之要药。用于治疗湿痰咳嗽，症见咳嗽、痰多、胸闷、气短、不思饮食等。

茯苓陈皮汤

茯苓 10 克、陈皮 10 克。放入清水锅中，大火烧开后，改用小火煎煮 15 分钟，停火，去渣取汁。每日煎 2 次。也可以放入茶杯中，代茶饮。

茯苓健脾益气，陈皮理气化痰。

◎ **作用于肝脏**

陈皮还有疏肝理气的作用。吵架生气，气得两胁疼痛、胀满，可以喝陈皮茶。因为陈皮可以疏肝行气、消胀，气行则疼痛减。每次取陈皮 10 克，放入茶杯中，用开水冲泡，盖盖温浸 10 分钟后，饮服。

如果家里没有中药陈皮，也可以用橘子皮代替。每次吃完橘肉，挑比较好的橘子皮留下。将橘子皮洗净，切成丝，晒干，收贮起来，备用。需要时，每次取干橘子皮 10 克即可。如果是鲜橘子皮，一般用量是干品的 3 倍，就是 30 克。

橘子皮矫味的作用也比较强，比如炖羊肉、烧羊肉等腥膻的肉类时，加入几片陈皮，可去异味。在冰箱里放上几片橘子皮，可以增强清香味，祛冰箱的异味。

橘子的其他部分也是宝。

橘核：为橘的种子。味苦性平，入肝经；具有行气止痛的作用，用于疝气、睾丸肿瘤、乳房结块等症。

橘络：为橘的筋络。味甘、苦，性平，入肝经、肺经；

具有通宣经络、行气化痰的作用，可用于痰滞经络、咳嗽、胸胁痛等症。

橘叶：为橘的叶子。味辛、苦，性平，入肝经；能疏肝理气、消肿散结，用于胸胁胀痛、乳痈、乳房结块等症。

上述原料，常用量均为每次 6 ~ 10 克。

金橘是橘子的一个特殊品种，功效与橘子基本相同。一般橘肉连皮一起食用，理气化痰功效更强，吃起来也很方便。

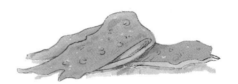

黑白卷

　　"金银卷"是大家都比较熟悉一种面食，就是玉米面和小麦面一层一层叠在一起，卷起来黄白相间，黄色象征"金子"，白色象征"银子"，蕴含着祝福和恭喜发财之意，人见人爱。

　　有一段时间粮食供给有一定的限额，大米、小麦面（白面）等细粮需凭粮票购买；而粗粮比较宽松，有时甚至不需要粮票，如玉米面、高粱米、燕麦、荞麦面等。当时，对荞麦面印象比较深。因为荞麦呈黑灰色，味道苦中带涩，不好吃。

　　由于荞麦面黏性差，很容易断裂，需要加一些白面增加黏合度。奶奶经常给我们做"黑白卷"。把荞麦面和白面加水分别揉成面团，擀成片，撒上油，叠加在一起卷起来，就成了一层白一层黑的"黑白卷"，再切成一块一块的，上锅蒸熟。

　　为什么不卷成花卷那种形状呢？因为荞麦的弹性差，一拧转荞麦面就断了，所以做不成花卷，只能做成切卷。上锅蒸熟，吃起来感觉比荞麦加白面做成的馒头有味道，样子也好看些，远看一层一层的，有点像肉笼。

　　现在分析起来，黑白卷除改善色泽和口感外，还含有营养互补的道理。白面属细粮，每100克标准粉含蛋白质11.9克，而且必需氨基酸种类较多，含量较高。荞麦面属粗粮，每100克荞麦粉含蛋白质9.3克，必需氨基酸种类及数量都较少。白面与荞麦搭配，氨基酸可以互补，从而提高了蛋白质的生理价值。

荞麦有苦荞和甜荞之分。2004年我指导研究生做某食物降血糖的研究，需要用苦荞麦做阳性对照物，就让学生去商店购买。买回来一看，荞麦的种仁白白净净的，再尝一尝，没有一丝苦味，反倒有些甜味，这是苦荞吗？不会是甜荞吧？我又让学生返回购买处询问，售货员说确实是苦荞。

但我总觉得哪里不对劲，为了慎重起见，又托人从坝上草原带回一些苦荞。不比不知道，一比就清楚了。坝上草原买回来的荞麦种仁小一号，还带有一点种皮，有明显的苦味，是真正的苦荞。而商店买的荞麦种仁大、整齐，有微微的甜味，估计就是甜荞了。

我为什么执意要买苦荞呢？因为一系列实验表明，苦荞比甜荞降血糖的作用强，如果以甜荞作为阳性对照物，可比性不强。只有选对了合适的参照物，实验做起来才比较顺利。

一般人吃荞麦，甜荞、苦荞均可。如果是糖尿病患者，建议吃苦荞做的食品。市面上也有专门卖苦荞挂面的（一般都标注是苦荞做的），煮起来很方便。日本的乌冬面，有的是用普通面做的，有的是用荞麦做的；韩餐中的冷面，有的是用玉米面做的，有的是用荞面做的，吃前可以问问。

中医认为荞麦面有健脾消积、下气宽肠的作用，相比而言，苦荞的作用比甜荞强一些。

如果逢年过节聚餐吃多了，胃不和，出现胃痛、腹胀、便秘等症状，光靠一味的荞麦之力显然是不够，可以搭配一些食物，增强消食的作用。

　　常配的消食之物有麦芽、谷芽、山楂等。

荞麦麦芽汤

　　取苦荞面条 100 克、干麦芽 10 克（鲜品加倍），备用。先把麦芽放在锅中，加水煎煮，待水烧开后，放入苦荞面条一起煮汤，每日 1 次。

　　麦芽是大麦的成熟果实经发芽干燥而成的，药店有售，自己也可以在家制作：将大麦洗净，浸泡 4 小时后捞出，保持适宜温度和湿度，待幼芽长至约半厘米时，晒干，备用。麦芽味甘，性平，入脾经、胃经、肝经，消食健胃，尤能促进淀粉性食物的消化，可治疗因面食引起的食积。

荞麦山楂茶

　　取苦荞种仁 30 克、山楂 10 克（鲜品加倍），备用。先把苦荞种仁、山楂放在锅中，加水煎煮，待水烧开后，一起煮汤，每日 1 次。代茶饮。

　　山楂味酸、甘，微温。作用于脾经、胃经、肝经。善消食化积，能治各种饮食积滞，尤为消化油腻肉食积滞之要药。凡肉食积滞之脘腹胀满、嗳气吞酸、腹痛便溏者，均可应用。若配苦荞麦，可加强消食化积之功。

　　山楂还能行气、活血、散瘀，与荞麦配合煮汤，对于辅助治疗冠心病、高血压、高脂血症等也有较好的功效。

水生植物慈姑球

　　在我国南方，江河多，湖泊多，优越的地理环境不仅使人心情愉悦，同时还向人们提供丰富的水生食物。

　　由于水的给养，水生食物长得都很滋润，水灵灵的，味道大都甘甜，并且散发着特有的清香，如适合深水生长的莲藕、菱角等，以及适合浅水生长的荸荠、水芹等，都是大家熟悉和喜爱之物。

　　可是，有一种水生植物，许多北方人不知其为何物。它为球茎，呈扁圆形，外皮的颜色是黄褐色，里面的肉是黄白色，肉质比较坚实，名字叫"慈姑"。它在球茎顶上竖着一根细长的尖芽，因而也称为"芽姑"。说起慈姑的名字，还有一个说法呢。据《本草纲目》记载，慈姑有一个根，却能生出十几颗子，聚生一处，如慈母怀抱其子，所以名为"慈姑"。

　　慈姑是生长在湖泊的水生植物，球茎生于水田、浅水沟、溪边。我国各地普遍栽培，间或有野生。

　　慈姑的味道不像其他水生植物那样甘甜，而是带有一些苦味，甚至苦涩。正是这种苦味，使一些人远离慈姑，不识其真面目。随着时间的迁移和人们饮食观念的变化，人们对于苦味的食物有所了解，慈姑也走上北方人的餐桌。

慈姑的苦是因为含有带有苦味的生物碱，对呼吸系统和心血管系统疾病有很好的保健作用。

慈姑的皮和肉均呈黄白色，略有苦味，风味独特，营养丰富。慈姑含淀粉较多，同时含有一定量的蛋白质、多种矿物质、维生素和水分等营养成分。

慈姑是春节期间应节的上佳食材。慈姑有老嫩之分，嫩者水分多，清脆，适合炒着吃；老者含淀粉多，比较粉，适合煮着吃、烧着吃。据《救荒本草》记载，在饥荒年间，慈姑可以作为粮食的补充。

市场上根据慈姑的苦味程度，分为两个品种类型。一类慈姑表皮颜色较浅，呈黄色或黄白色，苦味较淡，肉质比较疏松。另一类慈姑表皮颜色较深，呈紫红色或青紫色，苦味较重，肉质比较致密。

慈姑还有一个与众不同之处，它与不同的食物搭配，味道会起微妙的变化。

慈姑如果与厚味的荤食搭配，例如"慈姑烧肉"，则苦味顿减，彰显猪肉的肉香味。慈姑如果与清淡的素菜搭配，慈姑的苦味依然存在，苦涩难咽，令食客不悦。此外，慈姑还可制成粉，具有较高的经济价值。

慈姑不仅可作蔬菜食用，还有药用之功。中医认为，慈姑味甘、涩，性质微温，作用于肺经、心经。慈姑功在祛邪，可以凉血、止血、止咳、利尿、解毒、散结、防癌抗癌，适用于出血症（鼻出血、呕血、咯血、痰中带血、月经过多）、咳嗽、臃肿疮疡、虫咬蛇伤等症。

例如《滇南本草》记载慈姑"厚肠胃，止咳嗽，（可治）痰中带血，或咳血，呕血。"可取鲜慈姑数枚，洗净，去皮，切碎。加上适量的蜂蜜、米汤拌匀，上锅蒸熟，热服，可治疗肺虚咯血。此非一日之功，须经常服用才起效。

有的人常把菜场买的慈姑和山慈姑搞混。二者还是有区别的。

首先是出生地不同：菜场买的慈姑，生长在沼泽、稻田、池塘中，属于水生慈姑，也叫"水慈姑"，是泽泻科植物；山慈姑生长于山坡、树林、灌丛之中，属陆生植物，为兰科植物。

其二是形状不同：水慈姑长卵圆型或椭圆型，长2.4~4.5厘米，直径1.8~3.2厘米，表皮黄白色或黄棕色；山慈姑为不规则扁球型或圆锥型，长1.8~3厘米，顶端凸起，不如水慈姑饱满、密实。

其三是功效不同：水慈姑，味苦、辛、微甘，性凉，入肺经、肝经、肾经；山慈姑则味甘、微辛，性寒，入肝经、脾经。

其四是食药有别：水慈姑是食物，安全性好。泻中有补，清肺散热、润肺止咳、凉血止血、散结解毒，还可以"厚肠胃"，以补益身体；山慈姑是药物，不宜做菜，无补益作用，祛邪的作用强，主解百毒，能解毒消肿、利尿，用来治疗各种无名肿毒、毒蛇咬伤，多为外用。可将鲜山慈姑洗净捣烂调匀，涂敷于皮肤肿痛处，有消炎、退肿、止痛之效。

近年有研究者发现山慈姑含有秋水仙碱等多种生物碱，可以抑制癌细胞分裂、癌细胞的生长增殖，可用来辅助防治肿瘤。

黑茶也芬芳

在我国，乃至世界，茶叶都是传统的饮料，有着悠久而辉煌的历史。茶叶的种类很多，一般分为绿茶、红茶、黑茶、白茶、黄茶、青茶等，各具特色。

绿茶泡出来的茶汤碧绿碧绿的，宛如一缕清风，给人一种凉爽的感觉，如浙江的"西湖龙井"。

红茶泡出来的茶汤为红色，红澄澄的，给人以一种温暖的感觉，如云南的"滇红"等。

黄茶的茶汤杏黄明亮，滋味甘醇鲜爽，香气清雅，如安徽的"霍山黄芽"。

白茶的茶汤黄绿清澈，味道清淡回甘，如福建的"福鼎大白茶"。

这些茶，观之悦目，品之沁香，受到人们的青睐也在情理之中。

至于黑茶嘛，就难说了。黑茶属全发酵茶，加工时堆积发酵时间较长，叶色呈深褐色，暗暗的，品相老粗，一点儿也不漂亮，因而难以讨巧，一度被广大茶客所忽视。

别看黑茶貌不惊人，但它的历史悠久，当年可是献给皇帝的贡品，是古代名茶，名震八方。

黑茶分布比较广，四川、湖南、湖北、陕西、广西等地均有种植和生产。

◎ 四川雅安藏茶

四川省雅安市是藏茶的原产地，藏茶是黑茶的鼻祖，制作工艺复杂。藏茶的特点是"红、浓、陈、醇"。"红"指茶汤颜色透红，鲜活可爱；"浓"指茶味地道，饮用时茶味浓；"陈"指陈香味，保存时间越久的茶越显著；"醇"指入口不涩，滋味醇厚。

◎ 湖南安化黑茶

湖南黑茶以安化渠江黑茶薄片为代表，呈形状不一的扁平薄片状。黑茶薄片又称为黑茶宗祖薄片，民间相传为张良所造。汉代时期，黑茶薄片成为皇家贡茶，称之为皇家薄片或渠江皇家薄片。

◎ 湖北老黑茶

湖北老黑茶以老青茶为原料，含有较多的茶梗，经蒸汽高温压制而成，又称为"青砖茶"。青砖茶经发酵、高温蒸压、适当存放自然发酵后，茶叶中的儿茶素和茶多酚比普通茶更易溶于水中，汤色澄红清亮，味道纯正，回味微甘，具有一般黑茶所没有的自然香气。

◎ 陕西黑茶

陕西黑茶出自于陕西咸阳泾阳，兴于宋代，盛于明清和民国时期。茶体紧实，色泽黑褐，香气四溢；茶汤橙红透亮，味道醇厚。因为是在夏季伏天加工，故又称为"伏茶"。伏茶中含有一种金花菌，使砖茶中带有金花，金花越多，质量越好，有利于胃肠道的消化。

◎ 广西六堡茶

广西黑茶因产于广西梧州市苍梧县六堡乡而得名，已有上千年的生产历史。六堡茶制造工艺比较复杂，要经过一系列流程，制成毛茶后还要再加工，需经潮水沤堆、蒸压装篓、堆放陈化才能完成。六堡茶茶汤"红、浓、醇、陈"。

上述黑茶各有千秋，但有一些共性。

一是以陈为贵。黑茶产品普遍能够长期保存，而且具有越陈越香的品质。年头越久的茶，价格越贵。但前提是须储藏保管好，如果受潮、虫蛀则不行。

二是宜泡宜煮。绿茶、红茶、花茶等都是用开水冲泡，温浸片刻，即可饮用。黑茶也可以冲泡，但是味淡。由于黑茶原料老粗，也可以煮茶，这样茶叶中有效物质能够比较完全地浸出，煮的茶更为芳香。

三是越品越有味。黑茶初尝稍许有苦涩的感觉，有些不习惯，须长期品饮方能体会黑茶的奥妙与魅力。

四是黑茶有保健作用。黑茶除了助消化、解油腻外，还具有一些保健作用，可以辅助降血压、降血脂、减肥、防癌抗癌、抗氧化、有助于延缓衰老等，尤其适合肥胖者、高血压者、高血脂者和中老年人饮用。

如果觉得单纯饮黑茶保健之力稍弱，可以搭配一些原料。

有一类人，看着红光满面，身体微胖，声音高亢，但实际上有高血压，走起路来头重脚轻，常常头晕、目昏、夜卧不安，或脾气急躁、两胁胀痛；舌质红，查舌苔颜色微黄，脉象如弦紧绷。中医认为属于肝阳上亢证，可服"菊花黑茶饮"。

菊花黑茶饮

取白菊花6克、黑茶6克，放入茶杯中，用开水冲泡。盖上盖，温浸10～15分钟，即可饮用。代茶慢慢饮服，可平肝潜阳。

还有一类人，看着脸色就不好，面色晦暗，心烦胸闷，失眠健忘，胸胁胀满，皮肤粗糙，四肢末端麻木，舌质紫暗，舌尖或两边有瘀点或瘀斑，脉象细细的，涩不流利。中医认为属于气滞血瘀证，可饮"玫瑰花黑茶"。

玫瑰花黑茶

取陈皮6克、山楂6克、黑茶6克。将三物洗净，放入茶杯中，再取玫瑰适量，用开水冲泡。盖上盖，温浸10～15分钟，即可饮用。代茶慢慢饮服。

黑茶降化痰脂，玫瑰花理气、活血，二者合用，适合冠心病、高脂血症患者饮用。

是金子总会发光的，近年来，喝黑茶的人越来越多，黑茶也变得越来越芬芳。

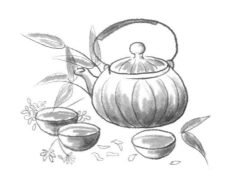

南国街景凉茶亭

　　夏天，在我国广东、广西、福建、四川等地，街边到处都是凉茶亭。大热天，人渴了，喝一杯凉茶，清爽宜人，沁人肺腑。

　　凉茶是盛行于我国南方的一类茶饮，起源于公元 306 年，东晋医药名家葛洪来到岭南，看到瘴疠（即感受瘴气而生的疾病，也指恶性疟疾）流行，他就细心研究岭南各种温病用药。根据葛洪所遗留的医学专著，后世岭南温派医家总结劳动人民防病的丰富经验，形成了汉族岭南文化底蕴深厚的凉茶，其配方、术语世代相传，现在凉茶已经入选为国家非物质文化遗产。

　　凉茶和普通茶有所不同。凉茶是中草药植物性饮料的通称。此物之所以姓"凉"，是因为凉茶由几种或数十种苦寒的植物原料配制而成，具有清热解暑、清热解毒、使人凉爽的作用。

　　此物之所以名"茶"，是因为无论凉茶中是否含有茶叶，都是采用传统的煮茶或类似茶叶的形式冲泡。具体来说，一种方法是先把原料放入锅中，煮开后，改用小火，慢慢煮 10 ～ 15 分钟，即可停火，此方法用得多。另一种方法，是将凉茶原料放入茶杯中，用开水冲泡，温浸片刻，即可饮用，代茶饮。

一般的凉茶，就是一口大锅、一把大勺、一碗碗凉茶，摆在凉茶亭中，透着朴实的味道。现在有些凉茶已经工业化生产，灌装，分装成罐。

◎ **凉茶品种很多，从功效来说可分为两大类**

一是清热解毒茶，适用于火气重的人。代表原料有菊花、金银花、桑叶、蒲公英、甘草等。

菊花：为菊科植物菊的干燥头状花序，气清香，味甘、苦，性微寒，归肺经、肝经，具有疏散风热、平肝明目、清热解毒的功效。常用于风火上攻、热毒蕴结。

金银花：为忍冬科植物忍冬的干燥花蕾或初开的花，味甘，性寒，入肺经、心经、胃经，具有清热解毒、疏散风热的功效。金银花与菊花同用，可增强清热解毒之力。

桑叶：为桑科植物桑的干燥叶。质脆，气微，味淡、微苦涩。桑叶味苦、甘，性寒，入肺经、肝经，具有疏散风热、清肺润燥、平抑肝阳、清肝明目、凉血止血的功效。

蒲公英：为菊科植物蒲公英的干燥全草，味苦、甘，性寒，归肝经、胃经，具有清热解毒、消肿散结、利湿通淋的功效。

甘草：为豆科植物甘草的根及根茎，生用或蜜炙用，味甘，性平，归心经、肺经、脾经，胃经，具有补脾益气、祛痰止咳、缓急止痛、清热解毒的功效。甘草味甜，可以淡化凉茶的苦味，并且调和诸药。

二是清热化湿茶，适用于湿热气重的人，尤其适合雨季饮用。除清热的原料（菊花、金银花等）外，还添加祛湿的原料，如仙草、佩兰、夏枯草、薏苡仁等。

仙草：为唇形科植物凉粉草，又叫"仙人草"，味甘、淡，性凉，具有清热利湿、凉血的功效。

佩兰：为菊科泽兰属植物佩兰的干燥地上部分，性平，味辛，具有利湿、健胃、清暑热的功效。

夏枯草：为唇形科植物夏枯草的干燥果穗，味辛、苦，性寒，归肝经、胆经，具有清热泻火、明目、散结消肿的功效。

薏苡仁：为禾本科植物薏苡的成熟干燥种仁，味甘、淡，性凉，归脾经、肺经，具有清热利湿、健脾补肺的功效。

由于凉茶苦味原料多，性质寒凉，久服容易损伤脾胃、伤人正气。所以，喝凉茶要因人而异，适可而止，并非多多益善。

如果觉得市售的凉茶药物太多，可以自制一些简便凉茶。例如苦菊茶。

苦菊茶

将苦菜洗净，晒干，收储，备用。取菊花10克、干苦菜（剪成丝）10克、绿茶10克。将三物放入锅中，煮开10分钟后，倒入茶杯，温浸10～15分钟，以少许冰糖调味，即可饮用，代茶饮。

苦菜味苦，清热解毒；菊花味辛、苦，疏风清热；绿茶微苦，清热解暑。三味原料合用，共奏疏风清热解毒之效。本品口感清爽、甘淡，不致苦寒太过。

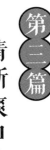

第二篇

清新爽口的

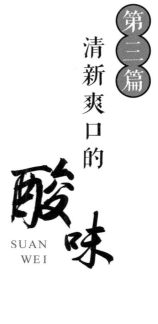

酸味

SUAN
WEI

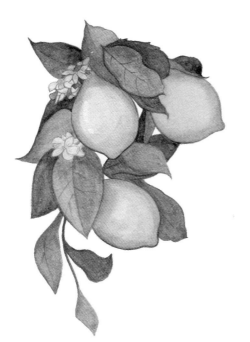

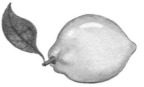

酸味小传

　　酸味不像咸味、辛味那样重口味，也不像淡味那样轻口味，它独辟蹊径，宛如四月天的春风，给人一种清新、清爽、清醒的感觉。

　　吃多了咸味、甜味和辣味菜，可以来一个酸味菜调剂一下。无需大菜，诸如家常菜"蓑衣黄瓜""醋熘白菜""醋熘木须""凉拌西红柿""醋熘土豆丝"等均可，顿时麻木的舌尖苏醒了，口味一新，爽口宜人。

　　自然界中酸味食物主要分布在水果和蔬菜中，并以水果为多见。

　　水果一般多身兼两味，即酸味和甜味。一般规律，未成熟时偏酸，随着成熟度的提高就会变得比较甜。不同的水果各有侧重。

　　偏甜的水果有苹果、樱桃、草莓、海棠、葡萄、猕猴桃、橘子、柑子、柚子、菠萝、沙果、芭蕉、甜石榴等。这类水果含糖分比较多。

　　偏酸的水果有青果（橄榄）、沙棘、柠檬、山楂、红果、梅子、杨梅、百香果、酸角（又称罗望子）、酸梨、酸石榴、醋栗（灯笼果）、黑醋栗（黑加仑）、刺梨（木梨子）、番石榴等。这类水果含有机酸和维生素 C 比较多。

水果的酸，是一种自然的酸、美好的酸，还带有果品特有的芳香，非常迷人，令人陶醉。

现在人们喜欢喝果汁，将多种水果榨汁，按比例配好，混匀。如果全是甜味果汁合在一起，就会比较滋腻，添加少许酸味果汁，如柠檬汁、杨梅汁，口感会好很多。

水果含有什么营养成分最多？当然是水了。水是身体需要量最多的营养素，它能滋润皮肤，润泽身体的各个器官和部位，使其正常运转。

水果的汁液多，可以生津止渴。外出游玩，不一定非得带水，拿上几个水果即可，鸭梨、杏子、苹果、葡萄、橘子、橙子、柑子、樱桃、草莓都行。在公园里或河边处，找一个树荫下的靠背椅子坐着，一边吃水果，一边看风景，很是惬意。

相比之下，蔬菜中酸味食物就少多了，常见的蔬菜中只有番茄（也称为西红柿）一枝独秀，酸中带甜，汁液多多，吃了解渴。

还有一些野菜，酸酸涩涩的，口感就差多了。以前，人们平常很少吃野菜。近年来野菜逐渐走上百姓的餐桌，如马齿苋、酸模、酢浆草（俗名"酸微草""酸酸草"，国外一般添加到蔬菜沙拉中）。这些野菜有一个共同的作用就是清热解毒、收敛止泻，可以治疗痢疾、肠滑泄泻等症。

自然界的天然酸味食物比较少，不够丰富，满足不了人们的味觉需求，于是就出现各式各样人工制作的酸味食品，有酿制的、有腌制的……

◎ 醋

醋是酿造出来的酸味液体，西方醋与中国醋有所区别。中国醋多以粮食酿造，年份越久，味道越醇香；而西方国家的醋则是以水果酿造。

醋也是酸味的一方代表，也是烹饪中常用的调料，醋的种类很多，山西老陈醋、江苏镇江香醋、福建永春老醋、四川保宁醋，并列为中国的"四大名醋"。

◎ 乳制品

牛奶可以做成一系列酸味乳制品。

酸奶：是以新鲜牛奶为原料，经过巴氏杀菌消毒的发酵制品。目前市场上的酸奶制品多为凝固型、搅拌型，呈半固体状，可以添加各种果汁等辅料，制成的果味型酸奶风味独特，备受欢迎。

奶酪：是一种发酵的奶制品，与酸奶有相似之处，都是通过发酵过程来制作成的。但是奶酪近似固体食品，其浓度比酸奶高，营养成分也更高。10千克牛奶才能制成1千克的奶酪。从工艺来说，奶酪是发酵的牛奶；从营养来说，奶酪就是浓缩的牛奶。奶酪比其他奶制品更便于贮存。

乳酸菌饮料：多是由牛奶经过乳酸菌发酵后制成的，少部分则属于调配型产品，呈液体状。

酸奶、奶酪、乳酸菌饮料等，都带有明显的奶香味，富含有乳酸菌，能促进胃肠道的消化和吸收。

◎ 酸菜

酸菜是用白菜腌制而成的。北方的酸菜，是用大白菜腌制的，颜色黄白，酸中带着白菜的清香。"酸菜炖白肉""酸菜肉末炒粉丝"是北方人尤其是东北人餐桌上常见的菜肴。

南方的酸菜多样，选用不同蔬菜腌制，如芥菜、萝卜或辣椒等。腌制后，颜色多呈黄褐色，咸中带酸。比较著名的菜肴有四川的"酸菜鱼"、广东的"酸菜猪肚"等。

◎ 泡菜

泡菜古称"菹"，原是指为了利于长时间存放而经过发酵的蔬菜。泡菜是使用低浓度的盐水来腌渍各种鲜嫩的蔬菜，再经乳酸菌发酵，制成一种带酸味的腌制品。只要乳酸含量达到一定的浓度，并使泡菜隔绝空气，就可以达到较长时间贮藏的目的。

凡纤维丰富的果蔬都可以拿来做成泡菜，如圆白菜、大白菜、胡萝卜、白萝卜、小黄瓜、洋葱、大蒜、蒜苗，放在坛子里腌制数天，泡菜即成。泡菜咸酸口，特别脆。朝鲜泡菜、中国涪陵榨菜、法国酸黄瓜、德国甜酸甘蓝，都是世界闻名的泡菜。湖南、四川的泡菜还带有辣味。西式泡菜是用白醋直接泡制的，酸味更浓，气味比较锐利。

◎ 酸汤

贵州气候潮湿，"天无三日晴"，当地食材不容易保存。为了延长食物的保存时间，逐渐养成了"制酸汤、食酸食"的习惯。民谣说："三天不吃酸，走路打蹿蹿"。

贵州地区是以番茄作为酸汤主要食材，汤色鲜艳红润。其他少数民族地区则以大米或糯米作为制作酸汤的主要食材，如醪糟味型独特、酸鲜可口。贵州酸汤的种类很多，以汤的原料划分有鱼酸汤、鸡酸汤、菜酸汤、虾酸汤、蛋酸汤、豆腐酸汤等。这些食品丰富了酸味的多样性，供喜欢的食客随意选择。

无论是天然的酸物，还是发酵、酿制、腌制的酸品，都具有健脾开胃、促进食欲之功效，也有利于食物的消化和吸收。

屋后杏树成一片

　　一个人经常做好事不容易，难得的是一辈子做好事，古代医家董奉就是这样的人。

　　三国时期，有一个叫董奉（字君异）的医生看病不收费。据《神仙传》（卷十）记载："又君异居山间，为人治病，不取钱物，使人重病愈者，使栽杏五株，轻者一株，如此数年，计得十万余株，郁然成林"。董奉在江西庐山一带行医，每日给患者看病，分文不取。如果是病重者治愈了，在董医生的房屋后面种上5棵杏树。病轻者治愈了，只需种上一棵杏树即可。一年又一年，治愈者无数，山坡上的杏树越来越多，十年后，得杏树十万余株。从此以后，人们常用杏林指代中医，用"杏林春暖""誉满杏林"称颂医者的仁爱之心和精良的医术。

　　世间充满着戏剧性和辩证法。董奉，这位普普通通的乡村医生，治病不求回报，身后却杏树一片，蔚然成林。它像是一座丰碑，为后人敬仰和传颂，清史留名。而有的人精明绝顶、见利就争、见名就上，无论当时多么显赫，很快就被人遗忘了，如风一般。

　　话说回来，医家董奉为什么不选别的树，而对杏树情有独钟呢？自有他的想法和道理。

◎ 杏花可赏

杏花在春天 3 ~ 4 月份开放，花形与桃花相似，但比较含蓄，不像桃花那样艳丽。古诗常用"杏花红""杏花如雪"的句子来赞美杏花。因为杏花并非单一色，杏花有渐变的特点，含苞待放时花色是淡红色的，开花后花色由浓变淡，落花时则呈白色。

试想在温暖的春天里，患者候诊时，在开满杏花的树林里休息；医生看病之余，闲暇时，在花丛中漫步，闻香，观花，心情是多么的愉悦呀。

看花赏花，自古就是传统养生方法的一部分。杏花花期比较短，到四月清明节过后就凋谢了，赏花须尽早，人生须尽欢。

◎ 杏肉可食

杏肉的味道有酸有甜，酸可生津止渴，甘可润肺养肺。杏肉一般鲜食，生津止渴、润喉利咽、止咳的效果好。

对于慢性支气管炎患者，可予"杏梨合蒸"。

杏梨合蒸

取杏 2 枚，雪花梨 1 个。将雪花梨洗净，削去梨皮，并将梨中间挖一大孔，备用；杏洗净，剥去皮并捣烂；将捣烂的杏子纳入梨中大孔内，隔水蒸 20 分钟至烂熟后食用。

新鲜的杏和梨，清热、生津、止渴。经过蒸煮后，功效有所变化。以生津、润燥、润肺止咳为主，适用于干咳无痰的肺燥热之证。

杏除了鲜食外，也可以加工成杏汁、杏干、杏罐头和杏仁豆腐等。

有的杏肉比较酸，容易伤牙齿。所以，吃完杏肉后应该马上刷牙漱口，以免酸性物质腐蚀牙釉。

◎ 杏仁可药

杏里面的果仁叫"杏仁"，杏仁有苦杏仁和甜杏仁之分。

苦杏仁： 个头小，比较厚，味道较苦，有小毒，一般作为中药使用，以祛除邪气为主，擅长止咳嗽、平哮喘，性质微温，是治疗寒性咳喘的常用之品。寒性咳嗽表现为咳嗽，痰稀白。苦杏仁不能直接生吃，一定要经过中药炮制后才可用。将苦杏仁置于开水中略烫，待外皮微涨时捞出，用凉水稍浸，取出搓开种皮，晒干后簸去种皮，取仁。用时捣碎。每次用量3～10克，不宜过量，否则中毒，婴儿慎用。

甜杏仁： 个头大，比较扁，味道甘甜，性质平和，无毒。入肺经、大肠经、胃经。甜杏仁滋润性较强，长于补虚润肺，以补虚为主，用于肺虚咳嗽最为适宜。肺虚咳嗽表现为咳嗽声低，动则气喘，说话有气无力。

甜杏仁还有润肤美容、润肠通便的作用。可以作为普通食物使用。现代研究表明，甜杏仁营养物质丰富，蛋白质含量高达22.5%，属于植物蛋白，其生理价值可以与大豆蛋白相媲美，可以增强身体的抗病能力。甜杏仁还含多种矿物质和维生素，矿物质中钾、钙、磷含量较多，维生素以维生素C和维生素E最为丰富，每100克杏仁含有维生素C 26毫克，维生素E 18.53毫克。维生素C可以维护心脑血管的正常生理功能，提高对心脑缺氧的耐受能力，减轻疲劳，提高效率。维生素E是高效抗氧化剂，能延缓衰老，改善冠状动脉、脑血管和周围血管的循环，润肤美容，故有人把维生素E叫做"青春维生素"，如此看来，杏的全身都是宝。这位董大夫不仅医术高明，心地善良，还慧眼识杏，给后世留下一段千古佳话。

醋坛子

    醋是酸味的代表。我国是世界上用谷物酿醋最早的国家。几千年前就有关于酿醋的记载，后来又有了专门酿醋的作坊和醋坛子。

    从唐代开始，醋在烹饪中已经普遍使用，以后陆续出现了以"醋"为主要调味的名菜，如"醋芹""葱醋鸡"等。

    宋代的吴自牧《梦粱录》中记载："盖人家每日不可阙者，柴米油盐酱醋茶。"后来演绎成俗语"开门七件事，柴米油盐酱醋茶。"可见，自古以来醋就是人们日常生活的必备品。

    传统酿醋需要醋坛子。酿醋主要是以谷物为原料，加曲使其发酵，发酵之后添加稻糠等，混合后放入醋坛子或者缸内，码放在醋窖里放上数个月，进行醋酸发酵，再分装入瓶，到市场上销售。

◎ **我国醋的种类很多，它们各具风味**

    陈醋：老陈醋产于山西的清徐县。老陈醋色泽黑紫，闻之清香，酸甜纯正，柔和，无杂味、涩味，回味悠长；为我国四大名醋之首。

    米醋：黄褐色，有芳香味，质量较好。除调味食用外，在中医方剂中可作为药引。醋味酸、苦，性温，中医学称为"苦酒"，《伤寒论》许多方子中都用苦酒（米醋）做药引子。

香醋： 香醋属于黑醋（乌醋），其制作方法是以糯米加入醋酸菌精酿陈置而成，具有"色、香、酸、醇、浓"的特点。"酸而不涩，香而微甜，色浓味鲜，愈存愈醇"。存放时间越久，口味越香醇。关键是它还有一种独特的香气，是其它醋所不具备的。江苏镇江生产的香醋最好，称"镇江香醋"，被国内外誉为"醋中上品"。

熏醋： 出产于山西临汾。醋的色泽较深，具有特殊的熏制风味，多直接食用。

果醋： 即水果醋。水果醋主要是以含糖的水果作为原料发酵制成的。通常可使用葡萄、苹果、梨、桃、柿、枣、番茄等酿制各种果汁醋。一般当饮料食用。

白醋： 主要是泡菜用，如泡大蒜、泡生姜等。

◎ **醋在医疗保健上的应用**

助消化： 以前逢年过节容易吃多了，现在吃自助餐的时候亦然，导致饮食不消化，胃肠积滞，表现出胃脘不舒，或有疼痛等症状。"胃不和，卧不安"。到了晚上，辗转反侧，睡不着觉，儿童、少年尤为明显。预防在先，饮食有节，控制食量，也可吃饭时加几个醋制菜，如醋熘土豆丝、醋熘木须、酸黄瓜等。

活血脉： 许多疾病与血瘀不畅有关系，如心血管病、脑血管病等。平时适当地喝点醋，有助于通畅血脉，改善血液黏稠度。

温脾胃： 每个脏器都有自己的"喜好"，如脾胃喜暖恶寒。在实际生活中，凉拌菜也是以醋调制为多，目的就是要以醋的温性佐治菜的寒凉，呵护脾胃，使其不受伤害。再如螃蟹常蘸醋吃。螃蟹好吃，可惜性质属大寒，容易伤脾胃，导致腹泻、腹痛。所以，一般吃螃蟹要调配生姜、醋汁。醋、生姜均属于温性。因此，蟹伴侣——蟹醋就应运而生了。

解鱼蟹毒：一般吃海鲜时，要蘸着醋吃，因为醋可以解鱼蟹毒，可以杀菌、提味增香、去腥解腻。

醋坛子一方面指物，即酿醋装醋的坛子；另一个面也可以指人。生活中常用"醋坛子"来形容一类人，他们心胸狭隘，嫉妒心强，浑身散发着"醋酸味"。对于这种人，要远离，少纠缠。"醋坛子"固然可恨可气，但仍要以宽容之心待之。宽容的目的是解放自我、放飞自己、远离狭隘，让心中充满了阳光，天天好心情。

"醋坛子"，无论是指醋，还是指人，都是我们生活的一部分，离不开，甩不掉，形影相随到永远，笑纳便是。

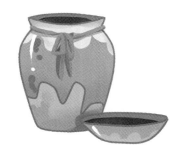

餐中梅

　　记忆中，日式料理有"三多"——寿司多、海鲜多、乌冬面多。到日本旅游时我发现日式料理还有"一多"，就是梅子多。从早到晚，三餐定食（相当于我国的套餐）顿顿都有梅子。它不是一般的新鲜梅子，而是腌制过的各种梅子。有咸味的、甜味的、酸味的，甚至有涩味的，总体咸味居多，用小碟或小罐装上几粒或十几粒。

　　据了解，日本人在家就餐时也是经常吃梅子的，目的是为了开胃口、助消化、除三毒。具体是哪三毒？即食物毒、血液毒、水中毒。此外，梅子还能涩肠、杀虫、防止腹泻。所以，日本人外出旅行时也经常随身携带梅子。

　　据说，梅子还是从中国传到日本去的。很早以前，中国古代烹饪就使用梅子了。据《尚书》记载，殷高宗任命傅说做宰相时，曾鼓励他说："若作和羹，尔惟盐梅。"古时盐、梅并称，是厨房必备的调味品，殷高宗希望傅说要像做菜离不了的盐和梅一样，成为国家需要的栋梁之材。

　　梅子鲜品不易保存，一般做成食品。有梅干、话梅、雕梅、青梅、梅汁、梅酱、梅醋、梅酒等，既可以做餐间小吃，也可以用来烹饪菜肴。

一些高级云南饭店中有一道菜叫做"雕梅扣肉"。初听菜名，感觉是大块肉，令人生畏，食之却酸甜适口，肥而不腻，令人吃了还想吃，直至盘中空空。

为什么这个扣肉那么好吃，关键在于加了雕梅。

雕梅是云南大理白族的传统小食品。采自春天的青梅，由当地的女孩子在上面细心雕刻上花纹，压成菊花状或锯齿状的梅饼，放入清水盆中，再撒上少量的食盐，然后码放在砂罐中，用地道的红糖、蜂蜜浸渍数月，至梅饼呈金黄色时才可以从罐中取出食用。

雕梅扣肉

先将肥瘦相间的五花肉切成正方形块状，备用。将锅中水烧热，放入五花肉煮，去除浮沫，捞出，将表皮切成网格状。热锅用葱姜爆香后码放好肉块，倒入黄酒、酱油、冰糖等调料，雕梅放在上面，加水淹没食材，小火煮制 1～2 小时，待肉熟烂时方可停火。

这道菜的味道咸鲜酸甜、柔软熟烂、入口即化，雕梅在这道菜中既可以改善口味，又起着助消化、解油腻的作用，使人百吃不厌。

在日常烧肉时也可以加几粒雕梅，如果没有的话，可以用"话梅"代替，使肉容易熟烂，味道更好吃。如"梅子排骨""梅子焖鸭""梅子烧鹅""梅子猪手""梅子蒸鱼"等。

"话梅"是将芒种后摘下的梅子洗净后，放在大缸里用盐水泡浸月余，取出晒干；晒干后再用清水漂洗，再晒干；

然后用糖料泡腌，再晒干，如此多次反复，可谓是"十蒸九晒，数月一梅"，最后成为肉厚干脆、甜酸适度的话梅。相对鲜梅子来说，话梅水分少，容易贮藏与携带，随吃随用。

有人说，不就是一个酸味吗？直接用醋调配不就行了？其实不然。梅子不仅仅有酸味，更有浓浓的果香味，非一个单纯的醋所能替代。

家里有小孩的，也可以做一个梅子干，当零食吃。

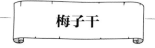

梅子干

取鲜梅子500克，白糖适量。橘皮洗净，放入锅内，加白糖，加水浸过梅子，以大火煮开后改用小火，待水煎干时将梅子倒入干净的瓷碗或瓷盘中，再加白糖250克，拌匀即可。每日吃1 ~ 2枚糖梅子，既可生津解渴，又可预防肠道传染病。

大山楂丸

　　小时候，有一段时间学生中间兴起吃大山楂丸，看着别的同学吃，自己眼馋，也想吃。当时，家里给我们小孩一点儿零花钱，每人每月 1 元，平均下来，每天有 3 分钱，只够买一根"红果冰棍儿"。要吃大山楂丸，就不能吃冰棍儿了，省下，攒钱。一粒大山楂丸 5 分钱，攒两天 6 分钱，就可以买一粒大山楂丸了。由于许多药店不卖单个山楂丸，大家就凑钱买一盒十丸的，分着吃。

　　山楂丸是蜜丸，大大的，虽然带点中药味，但总体味道还是不错的，酸酸的、甜甜的，很好吃。因为比较贵，学生们不会三下两下就吃完，而是一点儿一点儿地吃，有时只吃半丸，用纸小心翼翼地包好，留起来，第二天接着吃。

　　平时小孩吃零食，家长总是劝少吃点。但家长不反对小孩子吃山楂丸，甚至鼓励多吃。毕竟吃了大山楂丸，胃口好、吃饭香，对小孩生长发育有好处。

　　上大学后，上了方剂课，方知大山楂丸的奥妙所在。

　　大山楂丸以山楂为主料，山楂味酸甘，性微温不热，能"化饮食，消肉积癥瘕，痰饮痞满吞酸，滞血痛胀"（《本草纲目》）。凡肉食积滞之脘腹胀满、嗳气吞酸、腹痛便溏者，均可应用。在消导类的药物中，山楂消导力最强，是治"食肉不消"的要药，单味煎服即可奏效。

大山楂丸中还配有六神曲和炒麦芽。

六神曲：又叫"神曲"，是用面粉、赤豆、杏仁、青蒿、苍耳、辣蓼混合发酵而成的曲剂，具有很好的健脾和胃、消食化积的作用。主治脾胃虚弱、饮食停滞、胸痞腹胀，尤善小儿食积。

炒麦芽：由大麦芽炒制而成，善于消化面食引起的积滞，症见脘腹胀痛、饮食减少。

山楂、六神曲、炒麦芽三物搭配，消导之力更强，更全面。

山楂还有一个重要功能——活血化瘀，能降低血液黏稠度，改善血液循环。

据中国居民常见病调查，心血管病、脑血管病、恶性肿瘤等均属于多发病，也是死亡率排名前三的疾病。从中医角度来看，这些病重要的病机就是由瘀血所致，即血脉不流通。多吃山楂有助于活通血脉。

山楂丸具有多种保健作用，在促进消化、减肥、辅助降血脂的保健食品配方中经常可以见到山楂的身影。一些老年朋友听了有关讲座，开始喝山楂水，一天、两天、三天……一周下来就受不了了，出现胃部不适的症状，如胃脘部不舒、胃部疼痛、胃部泛酸水等。这究竟是什么原因呢？

山楂味酸，酸可以开胃，酸也可以伤胃，如何解决这个矛盾？

看看老北京的糖葫芦，可能会有启发。糖葫芦是用山楂或山里红（与山楂相似，略大一些）串起来，然后蘸融化的糖而成的。一串糖葫芦吃下来，很舒服，一点问题也没有。可是如果不蘸糖，恐怕吃上两三个山楂或山里红，牙就酸得受不了，很少有人能把不蘸糖的一串山楂或山里红吃完的。

糖在这里起着什么作用呢?

糖是甜的，属甘味，甘则缓之，缓和了酸味的刺激。而且甘味还可以养脾胃，在酸味中加入甘味，可以预防或避免山楂伤胃。

甘味食物种类很多，选哪种食物与山楂搭配比较好呢?有两个首选。

一是蜂蜜。大山楂丸吃起来并不伤胃，原因就在于加了蜂蜜。蜂蜜味甘性平，健脾益气，滋补性强，顾护脾胃。将煮好的山楂水加入少量的蜂蜜，口感滋润，酸中带甜，长期吃能顾护脾胃。

二是谷类。谷类是补脾胃的主力军，而且人们基本每天都要食用。谷类中大米是首选。大米与山楂相配煮粥，既可以当粥食，也可以保健养生，一举两得。注意米粥要水米比例适当，水多一些，不要太稠，否则会降低山楂的药效物质发挥作用。

需要注意的是：脾胃虚弱者、无积滞而食欲不振者、有出血倾向者，均不宜用山楂。

酸枣面

　　周末，我和几个朋友到北京西郊潭柘寺游玩。从寺院出来，时间尚早，便到附近的小市场转一转，看一看。市场不大，但山货还真不少呢。忽然，一种食物引起了我的注意，如获至宝，我用手机对着它拍个不停。同去的朋友不解："这有什么可照的呀？"

　　这种食物长方形，成块状，土黄色，有点像大砖头的坯子，它叫"酸枣面"。就是这个不起眼的酸枣面，曾经给人们带来不少快乐。

　　北京郊区有不少野生的酸枣树，树高高的，可是果实结得小小的，酸枣的直径大约只有半厘米，核比较大，果肉很薄，吃起来不带劲儿，不过瘾，农民就把酸枣加工，脱皮，去核，制干儿，压成酸枣面。

　　做酸枣面一般是在冬日的大冷天，那时将已干透的酸枣倒在石碾上轧，去核，留下酸枣皮肉，趁天冷多轧几遍，用细罗筛下细面，只有在十冬腊月的大冷天，筛酸枣面才不糊罗。将筛好的酸枣面盛在簸箩或盆内，等太阳一出，气温升高，酸枣面变得又潮又黏，很快形成大块，就做成了大块大块的酸枣面。酸枣面属于粗加工，一般呈长方形或方形的大块，土黄色，有点像土地的颜色。

酸枣面不属于大雅之物，一般超市、食品店很难见到它的身影，只有在公园门口的小摊上才可见到，如北京的香山公园、八大处、潭柘寺、戒台寺、大觉寺、法海寺等，以及远郊地区，如昌平、大兴、顺义、通州、平谷、延庆等地的路边摊上才有卖。

买回来，小心地放在大瓶子里储存。每次掰上一小块，用开水冲泡或者加水煮即可饮用，很是方便。质量差的酸枣面渣比较多，最好过滤一下，免得牙碜。

在以前的年代，酸枣面可是一个不错的固体饮料，便于存放，一年四季皆可食用；而且物美价廉，每次用一点点就够了，一斤酸枣面可以喝很长时间，味道酸甜口，虽不及酸梅汤那样精致好喝，但也能解渴、解馋，知足了。

别看酸枣个子小小的，样子也不好看，但营养价值并不低，酸枣含有丰富的维生素 C，维生素含量是大枣的三倍，是柑橘的二十倍。

酸枣的功效不仅局限于生津止渴、还能开胃、消食。

酸枣谷芽汤

取酸枣 50 克，谷芽 10 克（鲜品加倍），备用。把酸枣、谷芽放在锅中，加水煎煮，待水烧开后煮 20 分钟即可停火。

谷芽是由稻米发的芽干燥而成的。自制方法：将稻谷用水浸泡后，保持适宜的温、湿度，待须根长至约 1 厘米时，干燥。生用或炒用。

本方可以用于食用米面食品过多引起的饮食积滞。如果面食积滞，多放些麦芽；如果米食积滞，多用些稻芽。

现在人们把酸枣开发成酸枣汁系列饮料，饮用更加简洁方便。

酸枣中间的核叫"酸枣仁"，是一味中药。一般秋末冬初采收成熟果实，除去果肉及核壳，收集种子，晒干，生用或炒用，用时捣碎。

酸枣仁味甘、酸，性平，入心经、肝经、胆经，其药效作用和酸枣肉有很大区别。酸枣肉主要是生津止渴，而酸枣仁则是养心安神。

现代社会生活节奏快，工作压力大，失眠的人越来越多，其原因和表现出来的症状也不一样，有"内热型""气滞型""胆怯型""虚弱型"等。

酸枣仁主要适合于"虚弱型"：患者表现为体质虚弱，心脾两虚；失眠多梦易醒，心悸健忘；头晕，神疲体倦，面色少华，饮食无味，纳呆；舌质淡，苔薄白，脉细弱。治以补养心脾，安神益智。

这里介绍一个治失眠的小方子，"龙眼二枣汤"。

龙眼二枣汤

取龙眼肉 10 克、大枣 3 枚、酸枣仁 10 克（捣碎），一起放入锅中，加适量水，上火煎煮，大火烧开后，改用小火，煮20 分钟，即可停火。每日 1 剂，分 2 次喝，连服 7 天。

酸枣仁味酸能敛，有收敛止汗之功效；大枣、龙眼肉味甘能补益气血，常用治体虚失眠、心悸、自汗、盗汗等症。

酸枣仁比较硬，不能直接拿来煎煮，那样药效物质煎不出来，需先捣碎再煎煮方才有效。

柠檬果

　　柠檬是一个古老的水果，它的价值发现与西方早期航海史有关。公元 15 世纪，欧洲盛行航海。在航行途中，海员们得了一种怪病，生病的海员全身多处出血 (如牙龈发炎出血，皮下出血)，伤口不易愈合，关节痛，肌肉痛，倦怠乏力，身体日渐虚弱，直至死亡。许多船员还没到达彼岸，就纷纷倒下，出师未捷身先死。根据症状，人们将这种病叫做"坏血病"。

　　究其原因，发现是由于航海时缺少新鲜的蔬菜水果，饮食中缺少维生素 C，导致维生素 C 缺乏症（就是"坏血病"）发生。后来，英国医生林德发现食用柠檬的患病船员很快恢复了健康。以食用柠檬为防治手段后，航海人员中坏血病发生率大幅降低了。柠檬含有丰富的维生素 C，每 100 克柠檬含维生素 C22 毫克，食用柠檬可有效补充维生素 C。

　　维生素 C 还可以提高机体免疫力，直到现在，西方人感冒时还经常喝柠檬水。

　　在东方，我国古代把柠檬叫做"宜母果"，顾名思义，就对母亲有益的水果，有益于怀孕的母亲。《粤语》中记载："（柠檬）宜母子，似橙而小，二三月熟，黄色，味极酸，孕妇肝虚嗜之，故曰宜母。"《食物考》记载："（柠檬）浆饮渴瘳，能避暑。孕妇宜食，能安胎"。

糖渍柠檬

取鲜柠檬500克，白糖适量。将鲜柠檬洗净，去皮、核，切块，与白糖一起放入锅入，浸渍一日，待柠檬肉浸透糖后，再以小火煨熬至汁液耗干，停火待冷，再拌入少许白糖即可，装瓶备用。适合妊娠食少、恶心呕吐的妇女，可作小食品经常嚼服，既能生津开胃，又可安胎止呕。《本草纲目拾遗》："（柠檬）腌食，下气和胃，怀孕不安食之良。"

在自然界的食物中，哪种食物比较酸？柠檬算得上一个。一般水果随着成熟期的临近，大都经历从酸到甜的转变过程，而柠檬一酸到底，始终如一。只不过还没成熟的柠檬，酸味比较尖锐，而成熟期的柠檬酸味比较圆润。

柠檬的酸味不仅来源于其中的柠檬酸，也因为其含有丰富的维生素 C。

柠檬含有丰富的柠檬酸，味道极酸，酸得纯正，酸得圆润。烹调时，尤其是做西餐，常常以柠檬代"醋"，柠檬还带有水果的芳香，比醋更胜一筹。

柠檬也是作为饮料添加物使用得最频繁的水果，只要在饮料里放上几片薄薄的柠檬，或少许柠檬汁，饮品一下就上了个档次，清新、芳香、爽口全有了，可以起到画龙点睛的效果，至今还没有一种水果有这样大的魔力。

柠檬有黄柠檬和青柠檬之分。

黄柠檬颜色鲜艳，为典型的正黄色，像柚子皮，味道浓郁。欧美人多用黄柠檬烹制西餐。在西餐中多用柠檬作海鲜的调味料。柠檬的香气能祛除肉类、水产的腥膻之气，并能使肉质更加细嫩。柠檬还经常被用来制作冷盘、凉菜及腌食等。

　　青柠檬颜色碧绿，表皮凹凸如橘，味道偏淡，有一股清香味。东南亚人多用青柠檬烹制菜肴，以突显其酸甜的食味。

　　我国南方广东、广西的烧鸭、烧鹅中，也少不了柠檬这一调料。

　　无论哪种柠檬，都可以增加食欲，促进食物的消化。

　　以前柠檬比较贵，北方地区很难见到其踪影，即使见到，人们也往往难以承受其价格。近年来，随着经济的发展、物流的加速，柠檬离我们渐行渐近，日常生活中经常食用柠檬已不是问题。

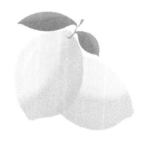

番茄味

    如果问大家会做什么菜？一般都能说出几个菜名，其中"西红柿炒鸡蛋""西红柿鸡蛋汤"最常见。一来这两个菜好做，二来也好吃。西红柿又叫"番茄"，很多人喜欢的就是这个番茄味。

    在我上学的时候，正值经济不够发达、物质比较匮乏的时期。夏天还比较好办，有一些应季的蔬菜，如番茄、黄瓜、芹菜、小白菜、小油菜等。尤其是番茄（西红柿），色彩鲜亮，酸中带甜，甜中带酸，汁液丰富，生津止渴，健胃消食，治口渴、食欲不振。据清代医家赵学敏在《陆川本草》记载："（番茄）甘酸，微寒。生津止渴，健胃消食。治口渴，食欲不振"。番茄好看还好吃，深受人们的喜欢，做菜每每总要加一些，也是夏天吃得最多的蔬菜之一。"糖拌西红柿""番茄蔬菜沙拉""番茄炒马蹄""番茄鱼片""番茄炖牛腩""番茄冬瓜汤"等，菜品的花样还不少呢。

    可是到了冬天，绿色蔬菜不见了，瓜菜不见了，番茄不见了，即使菜场里有新鲜蔬菜，价钱也非常贵，根本买不起。冬天只能就着大白菜下饭。

    于是在番茄多的季节，民间流行自制"番茄酱"，几乎家家都做，还互相交流经验，如何做得好吃，如何保存得时间长。

自制番茄酱的做法：先将买来的番茄进行挑选，拣去烂的、破皮的，把完整的西红柿洗净，切成块，加盐，上锅煮开，然后放进瓶中，置于阴凉处储存。一般都要做几大瓶子，留到秋冬时节慢慢吃。每次还舍不得多用，只舀几勺，配菜，做汤，丰富了冬天餐桌上的菜品。打开盖后，要及时盖紧，以免漏气，造成变质。

时过境迁，自制"番茄酱"已成为一种回忆。现在一般都到商场去买番茄酱。它由成熟红番茄经破碎、打浆、去除皮和籽等粗硬物质后，再经浓缩、装罐、杀菌而成。番茄酱色泽红艳，汁液滋润，味酸鲜香，具有番茄的特有风味，是一种极富特色的调味品。

番茄酱是从西餐引用的，它的应用在意大利西餐中体现得尤为充分，如"番茄肉酱面条""番茄土豆""番茄牛肉""番茄米饭"。后来传入中国，经国内烹饪的实践，有了一些改良和发展，在凉菜、炒菜、烧鱼、羹汤等烹饪中都有使用。如"松鼠鳜鱼""菊花鱼""番茄虾仁锅巴""番茄肉片"等，既好吃，又养眼。

番茄酱常用作鱼、肉等食物的烹饪佐料，是增色、添酸、助鲜、增香的调味佳品。

现在有这样一类人群，由于患高血压、肾脏病等疾病，要严格限制钠盐的摄入，烹调时要少盐或者不加盐，淡食为佳。

菜无盐无味，食之没胃口。一两天还凑合，天天如此，最后连吃饭的欲望都没有了。日久，容易患营养不良，反而影响身体的康复。这时，可以尝试做一些番茄味的菜，一减少了食盐的摄入，二还可以改善口味，诱人食欲。

例如一味冬瓜，作菜清汤寡味的，将番茄加进去，制成"番茄冬瓜汤", 就给这道汤菜赋予了鲜美微酸的感觉, 增加了食欲。比单独一味冬瓜好吃多了, 口感清淡, 还带有一丝酸鲜味, 即使不加盐也不难喝。

又如一味白菜, 切片炒菜, 不加盐或少加盐, 总是不好吃的。如果加入一个红番茄和少许的白糖, 制成"西红柿炒白菜", 给平淡的白菜带来一缕清香、带来一丝酸甜, 使人乐于接受。

这两道菜制作简单, 用途广: 可以生津止渴, 适合夏天天热服食; 可以利水消肿, 适合水肿患者、肥胖者、高血压患者食用。

还有一个问题, 西红柿到底是生着吃好? 还是熟着吃好? 以前争论不休, 其实这要看食客到底需要什么。

如果需要补充水溶性维生素(比如维生素C等, 它溶于水, 在水的作用下容易吸收) 和水分, 当然是生着吃好。维生素C能够提高人体免疫功能, 增强抗病的能力; 保护心血管。水是人体的润滑剂, 可促进新陈代谢, 滋润毛发、肌肤、关节。

如果需要补充脂溶性物质(溶于脂肪, 不溶于水), 炒着吃比较好。因为, 番茄里面含有番茄红素, 它属脂溶性物质。最好炒菜前先用油煸一下番茄, 在脂肪的作用下, 这些物质容易被人体吸收。

番茄红素是近年来比较热门的一种生物活性物质。它是食物中的一种天然色素成分, 在化学结构上属于类胡萝卜素。由于最早从番茄中分离制得, 故称"番茄红素"。其功能与人类健康密切相关:

可以抗氧化、延缓衰老。番茄红素是一种强抗氧化剂, 可以有效清除自由基而延缓衰老。

可以调节血脂, 预防心脑血管疾病。番茄红素可深入清除血管沉积物, 调节血浆胆固醇浓度, 保护低密度脂蛋白不被氧化。还可修复被氧化的细胞，促进细胞间胶质形成，增强血管柔韧度，预防动脉粥样硬化引发的冠心病、脑中风等心脑血管疾病。

可以抗紫外线辐射，美容美肤。番茄红素通过清除侵入人体的自由基，有效阻止外界紫外线辐射对肌肤的损害；并可促进血液中胶原蛋白和弹性蛋白的结合，使肌肤更具有弹性，避免皮肤衰老，生成皱纹、色斑。

番茄红素有这么多的重要作用，难怪番茄红素一经发现便迅速走红。但是鲜番茄中的番茄红素并没有那么多，需要补充的话，最好选取富含番茄红素的保健食品，这样才可以保证有效的摄入量。

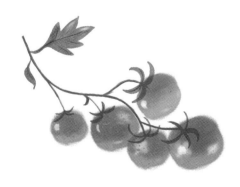

喝豆汁儿

　　我生在北京、长在北京，却有一种老北京小吃是从来不碰的，它的名字叫"豆汁儿"。因为，曾经听一些人说过，豆汁儿味道奇特，不太好喝，这种印象一直持续到 2007 年。

　　2007 年暑假的一天，我到天坛公园转了一圈。从公园的北门出去，无意中看见一个北京老字号——磁器口豆汁店，我急忙掩鼻，绕道而过。

　　过了一会儿，我又返回来了。走过、路过，不能错过，都到这里了，尝尝豆汁儿也无妨，以了解"豆汁儿"的真实味道。

　　进了豆汁店，环顾四周，豆汁店里的顾客还真不少，许多人是带着暖水壶、铝锅来的，一问才知道，是买豆汁儿，带回家里喝。看来豆汁儿的追随者还不少呢！豆汁儿到底是怎样的味道？

　　豆汁儿不贵，1 碗才 1 元钱。我只要了一碗，捧着捏鼻子喝，抱着如果实在难喝就扔掉的打算。

　　初尝，感觉豆汁儿是酸酸的，甚至还带点馊味。由于烫，只能一点儿一点儿地喝，慢慢地觉得这豆汁儿味道还是可以接受的，最后竟然全喝完了。

"师傅，再来一碗"。我悄悄看看旁边的顾客，不光喝豆汁儿，还就着咸菜丝和焦圈才算家伙事儿齐全。给咱也配上，边吃、边品、边琢磨。

为什么配咸菜？豆汁儿太酸，配点咸菜丝，压压味，豆汁儿的酸味就不显得那么尖酸锐利了。

为什么配焦圈？焦圈是用面做的，炸成深黄色的小圆圈，形状好似手镯，不仅造型好看，吃起来也酥焦香脆，算是小干粮吧。焦圈与豆汁儿相配，属于干稀混搭，不至于胃中只有豆汁儿荡漾。

两碗豆汁儿喝下去，很快有一种神清气爽、周身凉快的感觉。

豆汁儿的原料是绿豆。绿豆味甘，性质偏凉，具有清热解毒消暑的作用。夏天人们喜欢煮绿豆汤、绿豆粥喝也是同理，不过制作比较简单。

豆汁儿的制作程序则要复杂一些。先将绿豆淘洗干净，放在盆中用凉水浸泡十几个小时，冬天用温水。用手捻去绿豆皮后捞出，加水磨成细浆。将细浆倒入纱布中，液体通过纱布渗到下面的容器。去掉豆渣，保留浆水，备用。把过滤后的浆水倒入容器中，发酵 12 小时，冬天加倍，发酵时间为 24 小时。经过静置沉淀，撇去上面的浮沫和浆水，下面比较浓稠的浆水就是生豆汁儿，捞出，备用。锅内倒入生豆汁儿和凉水，用大火煮开，快溢出锅外时，改用小火，分次将生豆汁儿勾兑到锅中。随吃随盛。

豆汁儿为什么要热着喝？我问周围的大妈、大叔："你们怎么不凉着喝？"他们异口同声地说："不行，凉着喝怎么都不对劲，只有烫着喝感觉才顺口"。实际上，热饮是为了掩盖一些不良气味，喝起来酸中带甜、酸中有涩，滋味独特。

同时，热饮还蕴含着中医养生的道理。中医认为胃喜欢温暖、厌恶寒凉。豆汁儿是凉性的，所以温热饮服，胃才舒服呀。这就跟饮茶是一样的道理，茶叶是凉性的，用开水冲泡，泡好后还要温饮，方可寒热平衡、阴阳平衡。

喝豆汁儿还要讲究转着圈喝，看似只是一种形式，实则是为了慢慢喝，急则伤胃。这与古代倡导的"徐徐饮服"是一个道理。

走出豆汁店，别有一番滋味在心头。"要想知道梨子的滋味，就得亲口尝一尝"。这句话是真理，别人说来总归浅。不听信，不尝试，总是抱着拒绝的态度，那会错过多少美味、多少风景啊，这是我从喝豆汁儿中吸取的经验。

以后，路过豆汁店，我总是叫上两碗，一碗自己喝，一碗是让随行的学生或朋友品尝，哪怕喝不习惯放着也行。遗憾的是他们大都皱着眉头，迟迟不动口。"我真的喝不来，下次吧"。下次，依然如故。看来喝豆汁儿，不是人人都能适应的，得慢慢来。

制作豆汁儿的过程，还产生一个附属品，就是将豆汁儿过滤后的绿豆豆渣，把它收集下来，可做成"麻豆腐"。做之前先用温水将豆渣调开，备用。锅中放入羊油，待油烧热后，放入葱姜末和羊肉，煸出香味，加入豆渣、食盐进去，用小火咕嘟着，同时手勺不离锅，不停地在锅内搅拌，这样才能入味，炒出来的麻豆腐才香。现在除了传统名店"烤肉季"等外，其他小店已经很少加羊肉了。

为什么要用羊油炒豆渣？因为羊油性温，可以佐治绿豆渣的寒凉之性。有些人吃不惯羊油，可以事先和厨师通融一下，改用植物油炒，这样做是没了羊油、羊肉的膻味，但也少了麻豆腐独有的味道。

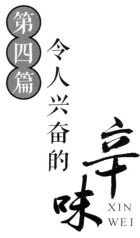

第四篇 令人兴奋的辛味 XIN WEI

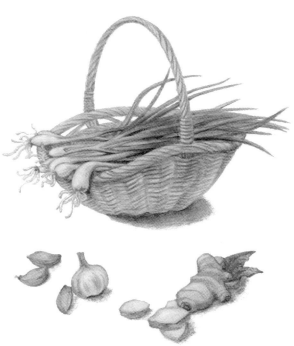

辛味小传

辛味是一种刺激性比较强的味道，俗称"辣味"，人们常以"辛辣"并称。医生对于一些患者也总不忘嘱咐一句："这段时间少吃辛辣食物"。

辛味的食物，多多少少都带一点儿辣味，是口尝身受的直观感觉。而辛味药物就不一定都具有辣味，除了一部分直观的口感外，还有一部分上升为理论归纳，具有行散、活血作用的药物均归属于辛药。

辛味的食物在日常生活中还不少呢。

首先，以调料居多，如辣椒、花椒、胡椒、生姜、干姜、八角茴香、小茴香、孜然、芥末、香叶、仙茅、桂皮、草果、黄酒、白酒等。

其次，是蒜香食物，如大蒜、韭黄、蒜苗、青蒜、韭菜等。

还有就是葱香类食物，如大葱、小葱、洋葱等。

辛味的作用很多，调香、开胃、发汗、行气、活血等，在这看似纷杂繁乱的背后，实际上有一条主线贯串始终，那就是兴奋。吃了辛味的食物会产生什么感觉呢？能兴奋你的鼻、刺激你的口舌、增进你的食欲、开放你的腠理（中医指皮肤的纹理和皮下肌肉之间的缝隙）、鼓舞你的气血、调动你的全身……总体上是呈现一种兴奋的状态。

◎ 兴奋你的鼻

辛味可不是一个简单的味，而是一种综合性的感觉。它不仅仅是由刺激味蕾引起的，也由嗅觉等引起。辛味食物以香料居多，如葱、姜、蒜、大茴香、小茴香、香叶、孜然等，香味扑鼻。香气是一种令人高兴、愉悦、兴奋的气味，闻了还想再闻。辛味飘香人自来，顺着香气寻去，总能找到心仪的饭店、心仪的菜肴。

◎ 刺激你的口舌

辛味多辣。口是直接接触食物的部位，看一个人能否吃辣，首先看口舌的耐受能力。湖南人、四川人、江西人都喜欢吃辣，比着吃、赛着吃。可要是碰到一个不能耐受辣味的食客，可能就会辣得口干舌燥，辣得咽喉干疼，辣得说不出话来，辣得躲不开、逃不掉。

◎ 增进你的食欲

辛味食物闻香只是一方面，它经过嘴、食道到达胃部，可以令人胃口大开、食欲大增。辛味的食物性质多属温热，一般有暖脾胃、散寒气之效。如冬天喝点"生姜红糖水""洋葱泡红酒"暖暖胃，给人舒服的感觉。

◎ 开放你的腠理

每当感冒初起，表卫不固，虚邪贼风乘机侵入，皮肤腠理紧紧闭合，恶寒，无汗出，周身酸痛，这时候可先用辛味品食疗缓解。

邪初在表，轻者宜先服"葱豉汤"以解散之。取葱白30克，淡豆豉10克。将二物加水煮汤，水开后改用小火煎15分钟即可停火。趁热喝下，之后还要盖着被子睡觉，取汗。方中葱白通阳而发散，豆豉升散而解表，二者相配，辛温发汗解表。

如果食疗不愈，然后命药，则改用辛温发散解表的方剂，表虚的患者用"桂枝汤"，表实的患者用"麻黄汤"。最好配合一点甘味食物，如用稀稀的米汤送服，鼓舞卫气，驱邪效果更好。

◎ 推动你的气

辛味食物多芳香，香能走窜，能推动气前行，行气、解郁、散结，畅达气机。由于作用的部位不同，有的入脾胃、有的入肺经、有的入肝经，因而分别有不同的功效：

具有理气健脾功效的食物，适用于脾胃气滞所致脘腹胀痛、嗳气吞酸、恶心呕吐、腹泻或便秘等；

具有理气宽胸功效的食物，适用于肺气壅滞所致胸闷胸痛、咳嗽气喘等；

具有疏肝解郁、行气止痛、破气散结功效的食物，适用于肝气郁滞所致肋胁胀痛、抑郁不乐、疝气疼痛、乳房胀痛、月经不调等。

◎ 鼓动你的血

辛能散，入血分。吃完辛味的食物，人们大都有血流加速、面红耳赤的感觉。对于身体有什么好处呢？可以促进血行，消散瘀血，改善血液循环，辅助治疗各种瘀血证。

瘀血既是病理产物，又是多种病证的致病因素，而且病种广泛。辛味活血化瘀的应用范围很广，遍及内、外、妇等各科。

外科的跌仆损伤、瘀肿疼痛，可用大小茴香；

妇科的月经不调、痛经、产后腹痛等，可饮服"生姜红糖水"。

◎ 兴奋你的身体

食物的辛味由外到内，由表及里，通达全身，直至整个身体都兴奋起来，热血沸腾，激情澎湃。喝完酒后尤甚，有一种腾云驾雾的感觉。

辛味也有需要注意的问题：

辛味食物性质偏热，热证、阴虚内热者均不宜食用；

辛味食物芳香，对花粉过敏的人不宜食用；

辛味，食之过多，行气变成耗气，活血变成破血，会变成坏事，所以食量要恰当，不宜过量。

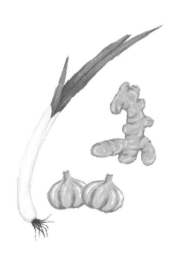

奶奶的发散面

　　小时候，我们和爷爷、奶奶同住在一起，大家庭，很热闹。奶奶曾任小学老师，通情达理，非常勤快，持家是一把好手。

　　奶奶负责一大家子的饮食起居。她做得一手好菜，家里的饭菜带有明显的湖南特色，"豆豉炒辣椒""蒸腊肉""蒸柿子椒""辣椒炒豆腐干""针嘴子鱼炖豆腐""苦瓜炒肉丝"等，印象最深的还是奶奶的"发散面"。

　　"发散面"平时是吃不到的，只有着凉感冒、发烧时才能享受。母亲看着可怜巴巴的孩子，心疼地问："想吃什么？"我们总是嚷着要吃奶奶做的汤面。奶奶马上走进厨房去做。不一会儿，奶奶就端着一大碗热气腾腾、香喷喷的汤面走到我们面前，笑眯眯地说："快起来，吃我做的发散面"。我们一轱辘从床上爬起来，闻着桌子上的汤面，真香呀。三下两下，一大碗汤面就进肚里了。吃完了，奶奶还不忘说一声："快盖被子睡一觉。"一觉醒后，感冒就好了大半。因为太喜欢吃"发散面"了，有时候为了解馋，隔一段时间就假装感冒，以求得一碗"发散面"吃。

　　这个"发散面"的味道是那样的模糊，又是那样的清晰，该如何形容呢？好像有面条的甘甜，有葱花的清香，还有豆豉的醇咸，热热的，暖暖的。总之，它一直留在我的脑海里。

回想起奶奶做的"发散面"，是这样做的：先将少许干豆豉洗净，用温水泡软；大葱洗净，切成葱花，备用。再将面条煮至半熟，放入豆豉，煮至快熟时放入葱花，翻滚片刻，就可停火，将汤面盛到碗里。趁热，面条带汤一起吃完。

大学二年级学习中药、方剂课程，我才明白其中的奥妙，奶奶的"发散面"实际上是中医方剂"葱豉汤"的改良方。

"葱豉汤"出自晋朝名医葛洪所著的《肘后备急方》，方子很简单，仅由葱白和豆豉两味原料组成。

葱白味辛，性质偏温，入肺经、胃经，有发汗解表、散寒通阳的功效。

淡豆豉为豆科植物大豆的种子蒸熟发酵的加工品，呈黑褐色，油润光亮，味辛，性质偏凉，入肺经、胃经，可升散而发汗、宣发郁热。

两个食物相配煎煮为汤，辛散轻浮，能疏散表邪，发汗效力较弱，只适用于感冒初起之轻证。风寒感冒、风热感冒均适用。

如何判断自己得的是风寒感冒，还是风热感冒呢？

如果出现怕冷重、发热轻、恶风、不口渴、舌苔薄白、脉浮缓等症状，属于风寒感冒，可以在"发散面"里多加一些辛温的葱花。

如果出现怕冷轻、发热重、口渴、咽痛、舌红苔薄黄、脉浮数等症状，属于风热感冒，可以在"发散面"里多加一些辛凉的淡豆豉。

"葱豉汤"本无加面条一说。然而奶奶的"发散面"妙处正在于此，用面条及面汤鼓舞胃气，以助药力，促进发汗。这与《伤寒论》中的"桂枝汤"药后喝热稀粥有着异曲同工之妙。借水谷之精气，充养脾胃，不但容易酿汗，更可使外邪速去而不致复感。

做"发散面"时需要注意几点。

①"发散面"宜稀不宜稠，汤多面少比较合适，过稠不利于发散外邪。

②大葱不仅用葱白，也可以用葱的绿茎及绿叶，后者效力虽弱于葱白，但仍有一定的作用。况且，葱的绿叶还含有叶绿素等营养物质。

③用的面条最好是龙须面，面条细细的，很容易熟，煮熟后，变成软软的、柔柔的，特别容易消化吸收。

④吃完"发散面"，一定要及时盖被子睡觉，有利于促进汗出。

有人问，可不可以做成发散粥，当然可以了。取大米，如常法煮粥，待米半熟时加入豆豉，临熟时加入葱花，即成"发散粥"，与"发散面"有异曲同工之妙。

上大学时，奶奶还在，我问她这个"发散面"是跟谁学的，奶奶说是祖上传下来的，一直就是这样做的。

早在三十年前，我就想写这篇文章，课堂上也多次和学生讲过这个案例，可是迟迟未动笔。我怕写不出奶奶"发散面"的味道，写不出奶奶"发散面"的情意，一直到这本书时才写出来，总算圆了一个心愿，也是对她老人家的一种怀念吧。

童年美好的记忆，冥冥之中引导我走进一个值得探索的领域。民间处处有芳草，许多饮食习俗、食用方法看似约定俗成，其实都蕴含着丰富的中医养生道理，细思量，乐无穷。

姜还是老的辣

中国有句俗语："食口姜，保安康"。夏月的一天，吃完晚饭，我打开电视机，看《养生堂》节目，只见著名国医大师路志正先生正在介绍自己的养生经验——"醋泡姜"。具体做法是：先把鲜姜切成薄片，放入装有香醋的瓶子中，醋多姜少，醋要没过姜片；添加少量的冰糖，然后把瓶子密封好，放入冰箱冷藏室贮存，一周后即可取出食用。夏天每天吃三片醋泡姜。路老先生已经90多岁高龄，依然耳聪目明，腰不驼，背不弯，反应灵敏，行动自如，这得益于他平日重视饮食养生。

夏天天气炎热，人们喜冷饮，喜凉食，喜欢屋里的空调、电扇使劲吹，久而久之，出现肩膀疼痛、后背疼痛、浑身酸痛、胃不舒服、腹部疼痛等症状，这是身体内寒气增多、阳气受损所致。所以，中医古书《黄帝内经》中说"春夏养阳"。姜味辛，性温。吃醋泡姜，目的是驱逐寒气，避免阳气受损，护阳养阳，以便安然无恙地度夏天。

姜的品种不少，有嫩姜、老姜、生姜、干姜、炮姜等。虽然都是姜，但它们是有区别的，无论是烹饪还是治病，都各有特点。

一般按肉质根的成熟度和贮藏时间，姜可分为嫩姜和老姜。

◎ 嫩姜

一般秋初生长的姜比较嫩。嫩姜，也叫子姜、芽姜，质地嫩脆，辣味较轻。用嫩姜做菜，常作为配料使用，可切成薄片或细丝，如"豆豉炒姜芽""姜芽炒肉丝""辣椒炒姜芽"等。李时珍在《本草纲目》说："姜，辛而不荤……可蔬可和，可果可药，其利博矣。"《养生堂》中路老介绍的"醋泡姜"选用的就是"嫩姜"。

◎ 老姜

秋末生长的姜比较老。老姜质地老韧，辣味较重，老姜比嫩姜的味道要重得多。老姜在烹饪中多用作调料，用于矫味、调味。做动物为原料的菜肴时，如猪、牛、羊、鸡、鸭、海鲜，炖汤、烧煮少不了老姜。

人们常说"姜还是老的辣"，用来赞扬年长者经验丰富、办法多、手段高明。这与"老将出马，一个顶俩"的意思大体相同。

姜既是食物，又是药物。在中药学中专门列有姜，而且把姜细分为生姜、干姜和炮姜三个品种。

◎ 生姜

生姜为姜科植物姜的新鲜根茎，味辛，性质偏温；作用于肺经、脾经、胃经；中药学里把生姜列为解表药。本品辛散温通，能发汗解表、祛风散寒、温肺止咳；作用较弱，适用于风寒感冒、风寒咳嗽等轻证，可单煎或配红糖煎服。本品更多是作为辅助之品，与葱白等辛温解表药同用，以增强发汗解表之力。

有的人一吃冷饮或凉菜就胃痛、恶心、呕吐，中医认为属于脾胃寒证。生姜辛散温通，能温中散寒，对寒犯中焦或脾胃虚寒之胃脘冷痛、食少、呕吐者，有收祛寒开胃、止痛止呕之效。宜与胡椒等温里药同用。若脾胃气虚者，宜与山药等补脾益气药同用。

生姜素有"呕家圣药"之称，随证配伍可治疗多种呕吐。如怀孕早期的妊娠反应，常出现食欲不振、纳食减少、恶心呕吐等症状，可以与大枣相配，和胃降逆止呕。二者都是食物，不似药物有损伤胎儿之弊，是非常安全的止吐剂。

◎ 干姜

干姜为姜的干燥根茎，主产于四川、广东、广西、湖南、湖北等地，均系栽培，冬季采收，纯净后切片晒干或低温烘干。生用。多为老姜晒干。

干姜更辣，性质从生姜的"温"过渡到"热"。除入脾经、胃经、肺经外，还入肾经、心经。

《本草求真》："干姜（专入胃）。其味本辛，炮制则苦。大热无毒，守而不走，凡胃中虚冷，元阳欲绝，合以附子同投，则能回阳立效，故书则有附子无姜不热之句"。

干姜辛热燥烈，不管感冒这种小事，主攻方向在心、肺、脾胃，作用有三。

其一，通心阳。有温阳守中、回阳通脉的功效。用于心肾阳虚、阴寒内盛所致亡阳厥逆、脉微欲绝者，每与附子相须为用，如"四逆汤"（《伤寒论》）。

其二，去寒气。本品辛热，入肺经，善能温肺散寒化饮。常与葱白等同用，治寒饮喘咳、痰多清稀之证。干姜性热，也可以散发各脏腑经络的阴寒之气。

其三，治腹痛。干姜入脾经、胃经，长于温中散寒、健运脾阳，为温暖中焦之主药，可治感寒腹痛。

◎ 炮姜

炮姜为干姜的炮制加工品，将干姜用热砂烫，表面呈黑色或棕褐色，气香，味微辛辣，性质大热。有除胃冷、温经止血、温中止痛的功效。主治失血、吐血、崩漏、腹痛吐泻等症。

生姜、干姜、炮姜实为一物三用，因制法而有所不同，各有所长。

生姜含水分较多，气重于味，辛散之力较强，祛表寒之邪，走而不守；

干姜含水分较少，气走味存，辛散之力减弱，长于温中回阳，祛里寒之邪，守而不走；

炮姜经过加工炮制，专于摄血，为治中焦虚寒、脾不通血之要药。

无论什么姜，性质都属温热，所以，下列人员要注意：

凡热证，如外感热病、阴虚内热者，均忌用。

热性体质（如阳热体质、湿热体质、阴虚体质）者，也不宜食用。

大蒜的变迁

关于大蒜，民间流传着一些谚语，如"大蒜是个宝，常吃身体好""只要三瓣蒜，立即好一半"。生活中，有些人到餐馆吃饭，常常向服务员要几瓣大蒜，防患于未然。

大蒜解毒杀虫的作用比较强。据古代医书上记载，大蒜有"散痈肿䘌疮，除风邪，杀毒气"（《名医别录》）的功效。

现代研究表明，大蒜有较强的广谱抗菌作用，如对金黄色葡萄球菌、痢疾杆菌、幽门螺旋杆菌、白色念珠菌等，有不同程度的抑制与杀菌作用。

在烹调方面，大蒜虽然没有葱、姜使用频率高，但是大蒜的气味最浓，给人的味觉冲击力是蛮强的，蒜香味道也别致。

大蒜烧鱼

取一条草鱼，去掉鱼鳞，开腹，取出内脏，洗净，沥干，待锅中油烧热时，鱼沾上干白面，下锅煸黄，之后放入数十瓣大蒜，煸炒，盖盖烧熟。

蒜香排骨

先将排骨切成块，在清水中浸泡一会儿，洗净，捞出。放入调味汁腌制 12 小时。起油锅，分别炸蒜末和排骨至熟，取出，备用。将排骨和蒜末一起倒入锅内，加入少许食盐，翻炒，搅拌均匀，出锅即可。

这两道菜，味道咸鲜，蒜香浓郁，别有一番滋味在舌尖，很受食客的欢迎。而且大蒜"下气，消谷，除风，破冷，足以馈中之俊"（《新修本草》），善消肉积，可以化解肉食之弊病。

做素菜时，加蒜的机率也不少。如"蒜蓉蕹菜（即空心菜）""蒜泥茄子""蒜蓉蒸丝瓜""蒜蓉苦瓜"等。这些蔬菜都有一个共同点，性质均属寒凉，配以温热之性的大蒜，可以"以热制寒"，佐治寒凉太过，达到阴阳平衡的目的。

大蒜有白皮的、紫皮的，品种有瓣蒜和独头蒜，从药效的角度看，紫皮大蒜优于白皮大蒜，独头蒜比瓣蒜更胜一筹。鲜品强于干品。

后来，人们从大蒜中提取出保健功效成分——大蒜素。研究发现，大蒜素有明显的降甘油三酯、降胆固醇的作用，适用于肥胖者、血脂高的患者服用。

在日常生活中体会，凡是味道重、作用强的食物，禁忌就多，大蒜就是一例。

大蒜温热，热证或素体阴虚火旺者忌食；

大蒜辛辣，口舌生疮、咽喉肿痛者忌食；

大蒜的气味升浮，伤及眼目，肝热目疾少食。如果得了急性结膜炎，再吃大蒜，眼睛岂不更加红肿，切忌。

大蒜还有一个缺点，食后有难闻的气味，食后不便于见人。有关单位将大蒜进行了加工改良，制成"黑大蒜"，以改变大蒜的气味和性能。

黑大蒜，是用新鲜带皮的生蒜，在发酵箱里发酵60～90天，让其自然发酵而制成的食品，又名"发酵黑蒜"或"黑蒜头"。

黑大蒜与生鲜大蒜相比，无论外观还是质地，都发生了明显的变化。

颜色改变：无论紫皮大蒜还是白皮大蒜，去皮后都是白白的，经过发酵后，转变成微黑灰色的大蒜。

味道改变：生大蒜辛辣味冲，经过发酵后，没有生大蒜所特有的辛辣气味，也不会对肠胃产生不良刺激。黑大蒜的味道酸甜，无刺激性，散发着浓郁香味，诱人进食。为了让蒜粒保持很多的水分，全部制作过程中保持着潮湿的状态，它的外观近似果脯，也可以当作点心或甜品来吃。

质地改变：生大蒜爽脆，黑蒜柔软，吃到口中后就像果冻一样，"甜、软、糯"的口感正逐渐被人们认识和认可。

营养改变：黑大蒜比鲜大蒜的水分明显减少，微量元素含量有显著提高，蛋白质、碳水化合物、维生素等含量有所增加，大致为鲜大蒜的2倍左右。

保质期改变：生大蒜保存期很长，放置一年都不会坏。黑大蒜则不行，它是真空包装的，保存期只限于3个月。超过3个月，包装袋就鼓起来，说明黑大蒜变质了，不能吃。

保健功效增多：黑大蒜不仅能增强人体免疫力，还具有消除疲劳、恢复和提高体力、保护肝脏、促进睡眠、抗氧化等多种功效。

由于黑大蒜的辛辣味减轻了，其杀菌解毒方面的作用也就弱化了。

人们可以根据自己的喜好与需求，选择生大蒜或黑大蒜。

满席尽是辣椒红

　　说起"辣"，大家常常想到的是川菜。其实，全国有"辣"菜的地方很多。湖南菜辣，湖北菜辣，贵州菜辣，云南菜辣，江西菜辣，海南菜辣，广西菜辣，就连北方的吉林菜也辣味十足。俗语说："湖南人不怕辣，贵州人辣不怕，四川人怕不辣"。

　　生为湖南人，受家庭的影响，我从小就吃辣椒，家里的厨房总放着几瓶辣椒酱。辣椒有一种特殊的香气和辛辣味，能开胃，促进食欲。无论什么菜，只要配上辣椒，就特别香。即使没有菜，就着一点儿辣椒酱，三下两下，饭就吃完了，可谓有辣则欢。在民间，辣椒有"下饭菜"之美称。所以，餐饮界也很喜欢在菜肴中加辣椒，以招揽食客。在湖南、川渝等地，大到酒店、小到餐馆的食谱上，标记有辣椒的菜何其多。

　　辣味还有程度之分，有"微辣""中辣""很辣""超辣"等级。菜式都红得耀眼，红得夺目，可谓"满席尽是辣椒红"。

　　吃辣椒，也有一定的养生保健作用。

◎ 辣能燥湿

凡是潮湿的地方就有辣椒出现。比如四川、湖南、江西等省，丘陵地区，气候潮湿。辣椒有燥湿、除湿之功，多吃一些辣椒，可以把体内多余的寒湿之气驱除出去，这是符合中医养生道理的。

沿海地区辣椒菜也不少。沿海地区，大部分是在南方，那里天气炎热，为什么要吃辣椒呢？海边，白天阳光灿烂，人们觉得暖洋洋的。可是一到傍晚，太阳落山，海风吹，海浪摇，夹带着水汽，冷飕飕的，转眼间就转化为寒湿袭人的阴寒之气伤人，辣椒恰恰能去阴寒之湿。所以，东南亚菜多带辣椒。

◎ 辣能散寒

一年四季，在寒冷的冬季，大家可以多吃些辣椒，以祛除寒湿之气。

在炎热的夏天，寒凉的食物吃得较多，也可以适当地配一些温热的辣椒，可以佐制寒凉太过，达到阴阳平衡，如"干煸豆角""辣椒炒苦瓜"等。

辣椒有红色、绿色、黄色。配菜常用的是红辣椒。菜肴之中带有红色，养眼悦目。

烹饪的本质是尽量保持食物的原味，百菜百味方为上。如果都是清一色的辣味，怎见中华美食之功？况且，事物都有两面性，食物亦然。辣椒也是双刃剑，既有好的方面，也有不好的方面。全民皆辣、时时皆辣、处处皆辣，明显不符合养生保健原则。吃辣椒要因地制宜、因时制宜、因人制宜。

◎ 因地制宜

北方气候比较干燥，就要少吃辣椒。我有一个朋友是四川人，到了北京工作已经五年，她和我讲，她现在吃辣椒比在老家时明显减少。因为她的身体已经适应了北京的气候，如果还像在四川时那样吃辣椒，则会出现口干舌燥、口唇干裂，甚至出血的现象。

◎ **因时制宜**

夏季多雨水，多潮湿，可以吃辣椒。

冬季天寒地冻，可以吃辣椒，以驱寒。

春秋两季，多风，气候比较干燥，就要少吃辣椒了，否则容易上火。

◎ **因人制宜**

湿热体质人不适宜吃辣椒。这种体质的人形体偏胖或苍瘦。平素面垢油光，易生痤疮粉刺，舌质偏红苔黄腻，容易口苦口干，身重困倦，心烦懈怠，眼筋红赤，大便燥结或黏滞，小便短赤，脉象多见滑数。性格多急躁易怒。

特异质体质人不适宜吃辣椒。这种体质的人属过敏体质，对外界环境适应能力差，如遇过敏性物质，易引发宿疾。

还有一些特殊的人群也不适宜吃辣椒，例如：怀孕的妇女应少吃辣椒；产后乳母应少吃辣椒；婴幼儿、儿童不宜吃辣椒；患病期间，尤其是热性病或阴虚内热患者也不宜食用辣椒。

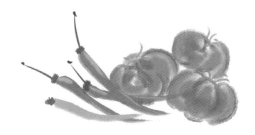

麻辣诱惑

　　1982年底，我大学毕业，分配到东直门医院上班。一个月后领到第一份工资，尽管钱不多，也高兴呀。为了庆祝，我生平第一次跑到餐馆，点了一碗米饭、一盘"麻婆豆腐"。豆腐软软的，口感顺溜，菜不仅辣，还有微微的麻，麻和辣交织在一起，吃起来有一种畅快淋漓、欲罢不能的感觉。此后"麻婆豆腐"就成了我点菜的保留节目。

　　麻的来源是花椒。花椒为芸香科植物青椒或花椒的干燥成熟种子，又称"大椒""秦椒""蜀椒"，具有芳香的辛麻味道。花椒在烹调中多作调料，具有去异味增香的作用，在川菜里运用最广。麻味并不是单一的味觉，而是某些物质刺激舌头表面及口腔黏膜所产生的麻痹感觉。

　　为什么麻和辣非得放在一起呢？这得从四川、重庆的地理气候说起。该地区属于我国四大盆地之一，周围有高山围绕，低洼地面的湿气不容易散去，聚集而形成雾气。所以，四川的首府成都有"雾都"之称，常年雾气缭绕。祖国医学认为，天人相应，外在的气候对人的内在身体一定会产生影响。雾气之水侵袭人体，导致身体里面的湿也随之增多、蓄积，容易出现困顿、懒言、不想吃饭等现象。虽说辣椒也能燥湿，但四川、重庆雾气太重，单靠一味辣椒很难完全排净身体内的阴寒湿气，最好加上一个助手，选择谁合适呢？当然是花椒啦，麻辣一起上，作用大。

从功能上看，花椒性质偏温，温中散寒、除湿，可解鱼腥毒，可以燥湿除湿。中医有一套配伍理论，如果两种功效相似的原料搭配在一起使用，属于相须为用，能起着相互增强的作用。一般来说，1+1=2，但是相须配伍后，就不仅仅是1+1=2的效果，而是产生1+1＞2的效果。麻辣相配威力大。

从味觉上看，麻辣相配，更加香，更刺激。食客闻香而来，吃得津津有味，吃得热气腾腾，吃得汗流浃背，过瘾。这也是麻辣味大行其道的原因之一。

从视觉上看，红红的辣椒、红红的花椒，赏心悦目，还透着喜庆。如果与绿花椒相配，红绿配也相宜。现在打"麻辣"招牌的餐馆真不少，其中有一个名字比较传神，叫"麻辣诱惑"，号召力强，诱你没商量，吃了还想吃。

典型的麻辣菜品有"麻婆豆腐""水煮肉片""麻辣牛肉丝""麻辣排骨""麻辣鸡片""麻辣火锅""麻辣香锅""麻辣小龙虾""麻辣烫"等。

中医提倡饮食要"因地制宜"，就是要根据不同地区地理环境的特点，来考虑日常饮食。不同地区，由于地理环境、生活习惯不同，人体的生理活动和病变特点也不尽相同，因而饮食也有所区别。南方地区潮湿，故多用燥湿化湿之品；北方地区寒冷时，可以适当用一些温热性之物。

在四川、重庆地区，麻辣一起上，是增强排湿和排毒的效力，是饮食养生不可缺少的措施。离开了上述地区，还要麻辣一起上，图舌尖一时之快，则会伤身害体，出现口舌生疮、咽部肿疼、皮肤瘙痒等现象，还是少吃为宜。

如果把花椒单纯地看作是调味品、除湿品，那就太小瞧花椒了。明代医学家李时珍在《本草纲目》记载："椒纯阳之物，乃手足太阴、右肾命门气分之药。其味辛而麻，其气温以热。禀南方之阳，受西方之阴。故能入肺散寒，治咳嗽；入脾除湿，治风寒湿痹，水肿泻痢；入右肾补火，治阳衰溲数，足弱久痢诸证"。花椒性质温热，能补命门之火，命门是阳气之根，补命门就是补全身之根。

北京中医药大学东直门医院国家级名老中医郭士强大夫认为，许多女孩子生育方面有问题，是与阳虚体质有关，表现为平素怕冷、月经期腹痛、手脚冰凉、鼻尖凉等症状。因此，他主张平时做菜时经常加一点花椒，或者先用花椒水腌制一下动物性原料，如鸡肉、牛肉、鱼肉，以补益阳气，天长日久可见成效。

郭大夫在治疗不孕症时药方中也常加入花椒。此外，还让患者用花椒水泡脚。临床观察确实有效，女子卵巢的卵泡得以发育，孕激素分泌增多，一些生育方面的病也因此得以纠正和改善。

花椒有红色花椒和绿色花椒之别：红花椒，红得亮眼；绿花椒，青得淡雅。红花椒味道没有青花椒那么浓烈，比较适合炒菜，颜色也好看一些；青花椒味重，比较适合用来做花椒油或煮菜，如"花椒鱼"。

据郭大夫介绍说，治病最好选用四川出的"青花椒"，也叫"川椒"，麻味浓，效力更强。

悠悠胡椒面

2002 年，我到河南郑州出差，早上照例到街上转转，小吃店挨个看过来，有一道"胡辣汤"没见过，就它了，先来一碗尝尝。

"胡辣汤"里面内容物还不少呢，有牛肉粒、黄花菜、木耳、面筋、豆腐皮、粉丝等。汤汁有点稠、有点咸、有点辣，挺香的。当时，我以为这汤放的是辣椒面。后来一打听才知道，"胡辣汤"是中原尤其是河南的著名小吃。其中的辣味是胡椒所致，与辣椒没任何关系。汤稠成糊状，是因为用淀粉勾芡，所以此汤又称为"糊辣汤"。

食物中，凡是前面带有"胡"字的多是舶来品。"胡椒"是植物胡椒的干燥近成熟或成熟果实。胡椒原生长于热带地区，如印度尼西亚、印度、马来西亚、斯里兰卡，以及巴西等热带国家。后来传入我国，在广东、广西、云南、海南、台湾等地区均有种植。

◎ 胡椒分为两大类

黑胡椒：一般于秋末至次年的春天果实呈暗绿色时采收，晒干，为"黑胡椒"。黑胡椒的辣味比白胡椒强烈，香中带辣，祛腥提味，更多地用于烹制肉类或海鲜，如"黑椒牛柳""黑椒烤鱿鱼"。

白胡椒： 当果实变红时采收，水浸，擦去果肉，晒干，为"白胡椒"。白胡椒的辣味比黑胡椒要弱一些。

胡椒与辣椒、花椒并称"三辣"，虽同为辛辣调料，但"三兄弟"性格各异。

辣椒的"辣"味十足，锋芒毕露，咄咄逼人，辣得让人没地躲、没地藏。

花椒以"麻"取胜，诱人上钩没商量，吃了还想吃，直至麻翻你。

至于胡椒嘛，它与辣椒、花椒相比较，性子比较绵柔，不那么外露，但是它的内在张力和穿透力都是其他的辛味调料所不及的。

胡椒具有如下特点。

一是其气悠悠。胡椒气香，但香而不冲，香得诱人，香得持久，开胃下饭，促进消化。所以，胡椒饭菜何其多，引来无数食客前来品尝。常见菜有"黑胡椒鱼排饭""胡椒牛肉饭""胡椒鸡蛋饭""胡椒猪肉饭""胡椒炒饭""胡椒牛排""酸辣汤""胡辣汤""胡椒猪肚汤"等。一般都要在快起锅时才放胡椒，不宜久炒久炖，以免香气散失。

二是其味悠悠。胡椒虽属于辛辣调料。但它的辣味比较和缓，一般食客都能耐受，不会像辣椒那样，辣得张开大嘴，辣得直流眼泪。胡椒的辣是悠悠然，但会比较长久地留在舌尖上，余味环绕。

三是其性最热。胡椒其气悠悠、其味悠悠，不显山、不露水，可是具体到"性"时，就露出它的真面目。刚吃时口感并不觉得怎样，后作用特强，食后不久就感觉胃里暖暖的，身体热乎乎。因为，三椒中属胡椒最热。"胡椒比之蜀椒，其热更甚"（《本草求真》），其温中暖胃的作用更强。

冬天天气寒冷，用胡椒日常养生也不错，可食用"胡椒猪肚汤"。

胡椒猪肚汤

取猪肚一具，摘除其内的脂肪，洗净，将胡椒研末，放入猪肚中，炖煮至熟，以食盐调味。佐餐食用。

猪肚味甘性平，有健脾益气的作用；胡椒味辛性热，能温中散寒暖胃，去除寒气，二者搭配，温补脾胃。

据唐代《新修本草》记载："（胡椒）味辛，大温，无毒。主下气、温中、去痰，除脏腑中风冷"。明代《本草经疏》说："（胡椒）其主下气，温中，去痰，除脏腑中风冷者，总因肠胃为寒冷所乘，以致脏腑不调，痰气逆上，辛温暖肠胃而散风冷，则痰气降，脏腑和，诸证悉瘳矣。"

有些中青年妇女，一到月经来潮的时候时就肚子疼，很不舒服，甚至长达数天，痛苦不堪。临床上把这种状况称为"痛经"。医家认为，痛经多因寒致气血运行不畅引起，不通则痛。患者可以吃辛热的温经散寒的食物或食疗方，使寒散脉通，则痛自止。我经常向痛经的妇女推荐"简易胡辣汤"。

简易胡辣汤

先把干黄花菜、黑木耳用水泡发，洗净取出，切成丝，放入小锅中，煮开后调入少许食盐、胡椒面，稍煮片刻，即可出锅。待温服食。

为什么不用正宗胡辣汤的全部食材，独取黄花和木耳呢？因为黄花通利，木耳活血。其他食材，多属甘味，甘则缓之，用之可能会降低汤的效力。

为什么不用辣椒呢？辣椒的确性热，可以温中散寒。可是辣椒刺激性太强，不仅不能止痛，可能还会导致痉挛疼痛，不用为宜。

为什么不用淀粉勾芡呢？因为勾芡后，汤汁稠厚，会降低胡椒辛散祛寒的作用。

使用胡椒需要注意一个问题，因为吃胡椒菜或汤时并不觉得太辣，食客往往麻痹，经常会产生错觉，以为多吃无妨。殊不知胡椒"其味辛，气大温，性虽无毒，然辛温太甚，过服未免有害"（《本草经疏》）。所以，吃胡椒要适量，不宜过多。阴虚火旺者尤其慎用。

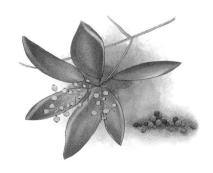

调味中的大料

中国菜的多样性，不仅取决于"烹"的技艺，还取决于"调"的水平，所以，并称"烹调"。除了咸味调料、酸味调料、甜味调料外，还有不少辛香调料。如著名的"十三香"，就是指 13 种调料组成的调配品，包括砂仁、肉豆蔻、肉桂、丁香、花椒、八角茴香、小茴香、白芷、高良姜、干姜、橘皮、黑胡椒、甘草，它们各具特色，其中八角茴香算是比较独特的一个。

八角茴香为木兰科常绿乔木植物八角茴香的干燥成熟果实。八角茴香有八个角，每个角里面有一个小果，也简称为"八角"，味辛，性温，香气浓烈，在烹饪中起着增香矫味、调节风味的作用，是北方地区常用的调料。

厨师在烧煮动物性原料或豆制品时，比较喜欢用味重的八角茴香，以此味掩盖动物原料的腥膻味道或豆腥味，即所谓"以味压味"。八角茴香也是卤水中的最主要的香料，如"卤煮火烧""卤菜"。

南方菜清淡，南方厨师总是希望保持食材的原汁原味，八角味太浓，南方厨师一般不大喜欢用这个重口味的调料，很少用其制菜。

老百姓一般将八角茴香叫做"大料""大茴香"，它的确配得上这些称呼，名副其实。

首先，个头大。八角茴香在调味品中属于个比较大的一种，又称为"大茴香"。其外形有 6 ~ 8 个角，8 个角的居多。八角是聚合物，每个角里面有一个小果。

其次，味道重。八角茴香有强烈的特殊香气，滋味甘甜，而且味道特别重，只要在锅中放上几粒，就满锅皆是其味。常用的"五香粉"原料有花椒、肉桂、丁香、八角茴香、小茴香籽，磨成粉，混合而成。有些配方里还有干姜、豆蔻、甘草、胡椒、陈皮等。"五香粉"主要用于炖制肉类菜肴，或是加在卤汁中增味，或拌馅。其中就数八角茴香的味道最为明显，其他调料的味道在八角茴香的锋芒下，显得黯淡了许多。

第三，药效强。一般来讲，凡是味道厚重的调味品，药效作用就强。八角茴香味道辛，略带甘甜，性质偏温，具有温阳散寒、理气止痛的功效，最善治疗寒性疼痛性疾病。

最后，作用广。依据八角茴香作用的部位，可以治疗不同脏腑的疾病。

作用于脾胃： 可以温暖脾胃，治疗胃寒疼痛、胃寒呕吐或脘腹冷痛，如食用"大茴香面"。

大茴香面

八角茴香 10 克，小茴香 10 克，面条 50 克，食盐适量。将锅中水烧开，放入面条、八角茴香、小茴香，煮至面熟。每日分 2 次食用。

大小茴香均可以温暖脾胃，加之面条健脾养胃，有利于散寒、暖中、止痛。

作用于肝：《本草品汇精要》："八角茴香主一切冷气及诸疝疼痛"，如食用"大茴香陈皮汤"。

大茴香陈皮汤

取八角茴香 10 克、小茴香 10 克、陈皮 10 克放入锅中，加水，煎煮 15 分钟，去渣取汁。每日 2 次。

大小茴香与陈皮均可以疏肝理气，改善和解除气郁、气滞引起的疼痛。

作用于肾：可以治疗肾虚腰痛，如食用"大茴香猪肾"。

大茴香猪肾

八角茴香 20 克，猪肾 2 个，大葱、生姜、食盐、植物油适量。猪肾去掉筋膜，切片；八角茴香用黄酒浸泡；大葱切段，生姜切片。将锅中油烧热，放入葱、姜、八角茴香、猪肾、食盐，翻炒至熟。佐餐食用。

"腰为肾之府"，也就是说肾的位置在腰部，腰为肾之精气所覆盖的区域。肾精不足，则肾虚腰痛，用猪肾以滋补肾脏，辅以暖肾的八角茴香，效佳。

也可取八角茴香 50 克，用食盐炒后研成粉末，饭前黄酒送服，用于腰痛坠胀。细嚼审八角茴味，其香虽有，其味甚甘，其性温而不烈，恐难除沉寒痼冷，所以盐水炒用，用酒良，咸入肾；黄酒有行气活血之效，止痛效果更好。

如何挑选八角茴香？

八角茴香的品质指标以色泽棕红、鲜艳，均匀呈八角形，全身干燥，饱满干裂，香气浓郁，无霉烂和杂质，外形破碎和脱壳子粒少者为好。

八角茴香可以按收获的季节分类。

秋天的八角茴香品量较好。果实肥壮饱满，颜色红亮，气味浓厚，形态平整。

春天的八角茴香品质较差。个头小，颜带青色，角型偏尖，香气略弱。

我国的广西、广东、江西、福建、云南均有种植。其中广西梧州的八角茴香质量上乘，称为"八角之乡"。

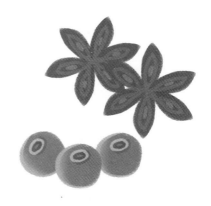

调味中的小料

　　相传一个波斯公主嫁给了唐朝的皇帝，她生得美丽动人，唱歌也非常好听，深得皇帝的宠爱。可是时间一长，公主愁容渐生，想家了。于是皇帝带着公主到北方草原去打猎游玩，吃饭时侍从献上了烤全羊。烤全羊外表金黄油亮发脆，内部肉松软鲜嫩。公主吃了一口，评说："烤肉味道不错，但感觉还少了什么"。随从想起以前看波斯商人烤肉的时候总要放些像草籽一样的香料，于是加上一种调料重新烤制，公主品尝后高兴地说："这个才是家乡的味道"。皇帝问这是什么香料，可谁都不知道这种香料的名字，皇帝就说："它的味道让公主觉得回到了家乡，这种香草籽就叫'回乡'吧"。经过多年的流传，这种草籽的名字就被传成了"茴香"，也就是人们常说的"小茴香"。

　　调料里面有两种茴香，一种是八角茴香，一种是小茴香（茴香的干燥成熟果实）。如果说八角茴香是调味品中的"大料"，那么小茴香就属于"小料"了，原因有三。

　　其一，个头小。八角茴香个头大，而茴香籽个头就小多了，形似泰国的香米，细细长长的，体积不及大料的五分之一。

其二，味道轻。八角茴香味道重，锋芒外露，一吃就能强烈地感受到其味。茴香籽味道较淡，比较隐晦，而且持久而悠长。

其三，比较香。小茴香是烧鱼、炖肉、制作卤制食品的必用之品。因为它能去除肉中的腥膻气，使之重新添香，故称之为"茴香"。但小茴香不像八角茴香那样咄咄逼人，以味压菜，功高盖主，而是尽量保留原料的基本味，因而受到厨师的喜爱。

中医认为小茴香（又称为"茴香籽"）也是一味中药，归为"理气类"，味辛，性温，具有散寒止痛、理气和胃的功效，可以作用于脾、胃、肝、肾。

现代研究发现小茴香的主要成分是茴香油，一方面它能刺激胃肠神经血管，促进消化液分泌，增加胃肠蠕动，排除积存的气体，有健胃、行气的功效；另一方面有助于缓解痉挛、减轻各种疼痛。

作用于脾胃：《本草汇言》称小茴香为"温中快气之药也"，适用于脾胃虚寒的胃脘或腹部胀痛、恶心呕吐、饮食减少等症。如果与温中散寒的生姜同用，效果更佳。

小茴香生姜汤

将生姜 10 克洗净，切成丝，与小茴香 10 克一同放入锅中，加水，大火煮开后改用小火，煮 10 分钟，即可停火，温饮。

小茴香理气和胃，配以生姜和胃止呕。

如果将生姜改为干姜，作用有所改变。小茴香理气和胃，配以干姜温暖脾胃。

作用于肝胃：《本草经解》："（小茴香）气温，味辛，无毒，主小儿气胀、霍乱呕逆，腹冷不下食，两肋痞满。小茴气温，禀天春升之木气，入足厥阴肝经"。适用于肝胃气滞之胃脘或腹部疼痛，即肚子鼓鼓的、胀痛、疼痛拒按等症。如与可疏肝理气的橘子皮同用，效果更强。

小茴香橘皮茶

取橘子皮 10 克，洗净，切成丝，与小茴香 10 克一同放入茶杯中，开水冲泡，温浸 15 分钟，即可慢慢饮服。可再添加开水反复冲泡。

有一种病叫做疝气，就是腹腔内的某个脏器或者组织离开其正常的位置，通过先天的或是后天形成的薄弱点缺损或空隙进入到另一个部位，一般多发生在腹股沟处。遇到咳嗽、便秘、重体力劳动时，引起腹腔压力突然增高，可引发疝气，多发生于男孩子身上。古代医书就有小茴香治疗疝气的记载。小茴香辛温，能温肾暖肝、散寒止痛。如果疝气属气滞腹痛，可用橘皮与小茴香煮汤喝。倘若效果不佳，食疗不愈，然后命药；药疗不愈，就进行手术。每一种方法都不是万能的，食疗亦然，过分夸大其疗效是不妥的，实事求是才是对患者负责。

作用于肾：取小茴香 15 克，放入黄酒中，隔水炖煮 20 分钟，停火。待温，饮用。用以治肾气上冲胁，如刀刺痛、喘息不得卧之症。

小茴香辛燥，性质偏温，《得配本草》说："肺、胃有热及热毒盛者禁用"。

在蔬菜中也有叫"茴香"的，这种菜比较特殊，绿绿的，茎叶茂盛，浑身散发着芬芳的香气，这就是"茴香菜"。人们很少用它来炒菜，而喜欢用来制馅，做成"茴香饺子""茴香馄饨""茴香馅饼""茴香锅贴""茴香包子"等。我个人比较喜欢"茴香包子"，经过较长时间的蒸制，使得茴香菜更加柔软，更加入味。

平常调馅时，北方人放的盐常常比较多，用茴香做馅就要注意了。茴香菜本身就含钠比较多，每 100 克茴香菜含有186.3 毫克的钠，属于高盐蔬菜。类似的蔬菜还有芹菜、茼蒿。如果是高血压、肾病患者，食用这类菜就要特别注意少放盐。

茴香菜和小茴香是什么关系呢？茴香菜是茴香的茎叶，小茴香是茴香的果实或种子。茴香菜虽然也具有温肾、行气、止痛的作用，但毕竟是食物，效力比茴香籽弱多了。

西域孜然香

　　每个地区、每座城市都有自己的味道。例如，江浙的甘甜、云贵的酸辣、京津的酱香、川渝的麻辣、沿海地区的咸鲜，都极具鲜明的特色，闻其味知其地。

　　当你乘坐火车或汽车，前往祖国的西北地区，快到新疆的时候，有一种特殊的气味会扑面而来，越来越浓，弥漫在当地的空气中，挡不住，挥不去，那就是孜然的味道。

　　孜然为伞形科植物孜然芹的果实。孜然粉不是孜然的粉末，而是由安息茴香与八角、桂皮等香料一起调配磨制而成的。孜然在我国新疆的维吾尔族、哈萨克族的食品中广泛应用。

　　孜然属于调味品，富有油性，有一股浓郁的香辣味，气味芳香而浓烈。它主要用于调味、提取香料等，是烧烤食品必用的上等佐料，口感风味极为独特。

　　在新疆，孜然的身影和味道无处不在，四处飘香。

　　孜然在肉食中使用较多，鸡鸭鱼肉均可。其中，孜然和羊肉最有缘分，诸如"烤全羊""烤羊腿""烤羊排""烤羊腰""烤羊肉串""烤板筋"等。只要在烤材中撒上一点点孜然，就可以镇住羊肉的膻气，闻之令人垂涎欲滴，食之，肉味更加鲜美芳香，还可解油腻、助消化，一举两得。

涮羊肉火锅也离不开孜然。一般火锅的锅底是清汤，吃的时候需要蘸小料。而在新疆，许多餐馆中的锅底都标注"不蘸小料"，多以孜然等为调料。少许的孜然，即可使整个火锅辛香扑鼻。

孜然不仅可调味，还具有抑制脂质过氧化的作用，有一定的防腐作用，可用于食品保存和防腐。

孜然是新疆人饭桌上的第一调料，当之无愧。孜然是新疆人民生活的一部分，丰富了人们的生活和乐趣。

孜然还是新疆重要的民族药。孜然味辛辣，性质偏温，具有散寒止痛、理气、开胃，治寒疝、睾丸肿痛下坠、月经不调、胃寒腹痛等症。

有些妇女月经期受寒导致腹部疼痛，称之为"痛经"。一般居家可喝"生姜红糖水"。

倘若患者喜欢孜然的味道，也可以用孜然调成茶喝。

孜然红茶饮

取孜然 6 克、红茶 6 克、红糖适量放入茶杯中，开水冲泡，温浸 15 分钟，慢慢饮服，代茶饮。

孜然温经散寒；红茶偏温，不似绿茶性凉，可以暖胃；红糖活血化瘀。此茶的药效作用比"生姜红糖水"更为全面。痛经不仅仅是由寒引起，还可能由气滞不通、血瘀不畅引起，孜然因能"理气止痛，调中和胃，行瘀血，散风寒"（《新疆药用植物志》），作用更全面。

新疆传统的民间维吾尔药茶，普遍使用香料，其中也少不了孜然的影子。例如，维吾尔族有一种特有的传统保健茶，也称维吾尔茶。这种茶是以小豆蔻、肉豆蔻、肉桂、丁香、孜然、胡椒、干姜、草澄茄等天然植物经科学加工精制而成的，具有健脾胃、消食、驱风、散寒、通经等功效。

孜然辛热燥烈，易耗阴动火，故天气炎热时宜少吃。

平素体质偏火旺者当减少用量。

凡实热证、阴虚火旺、津血亏虚者忌用。

在新疆地区使用比较多的香料还有小茴香，它和孜然外形有些相像，在使用时要注意孜然和小茴香的区别。

大小有别：小茴香个头略大，颗粒稍胖；孜然略微细长。

颜色有别：小茴香的颜色为绿色，孜然呈深黄色。

部位有别：孜然只有果实可作为调料；小茴香除果实外，它的根茎及嫩叶均可作为蔬菜食用。

味道有别：小茴气味芳香，微甘，味道淡雅；孜然辛窜，味道厚重，是制作烤品的主要香料。

冲鼻的芥末

以前的北京，冬天蔬菜品种少，大白菜当家。饭桌上是大白菜的天下，"白菜饺子""白菜馅饼""白菜包子""白菜炒肉丝""醋熘白菜""白菜豆腐汤"……

为了使大白菜吃得持久，有人渍酸菜，有人做起了"芥末墩"，菜名中虽然没有大白菜的名字出现，但实实在在是由大白菜做的。

外地人听着"芥末墩"有些生疏，这可是地地道道的北京菜，属于传统风味的百姓菜。《闾巷话蔬食》中记载："旧时北京有个小报介绍此菜，说其'上能启雅之士美兴，下能济苦穷人民困危'"。作家老舍先生就很喜欢"芥末墩"，每年自制一些"芥末墩"招待客人，彰显手艺。

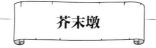

芥末墩

先将白菜去帮，洗净，去掉尾部，将根部切成2厘米的墩，下锅用开水焯一下，捞出备用。将调好的芥末汁（加上少许醋、盐、糖、香油）浇在白菜墩上，腌制一天，即可食用。

> 白菜虽然普普通通、平淡无奇，但经过芥末汁等调料腌制后，别有风味在心头，特别刺激，很受老北京人喜爱。

我第一次感受芥末的"冲劲"，就是从"芥末墩"开始的。一次和朋友到一家北京菜馆吃饭，朋友点了这道菜，说有特色。刚吃了一口，芥末的辛辣味迅速在舌尖上蔓延开来，直冲脑门。快，快喝水，指望着用水洗去芥末的残渣和味道，越快越好。谁知，怎么也赶不上芥末的气味蔓延的速度，四窍生烟，眼泪直往下流。据说"芥末墩"的诱人之处就在芥末的"冲味儿"，痛快淋漓，这菜才做得地道呢。

有了那次的教训，我记住了威力无比的芥末。以后凡遇到含有芥末的菜肴时，如"芥末鸭掌""芥末拌肚丝""芥末拌凉粉"等，也总是心有余悸，战战兢兢，欲尝又止。尤其吃生鱼片的时候小心翼翼地，一点一点地加，慢慢来。

芥末又称"芥子末""芥辣粉"，有三种类型，有黄芥末、绿芥末、红芥末之分。

◎ 黄芥末

黄芥末源于中国，是芥菜的种子研磨而成的，是真正的芥末。我国做菜一般用黄芥末，如"芥末墩""芥末鸭掌"，护国寺小吃"凉粉鱼儿"也少不了黄芥末的身影。

◎ 绿芥末

绿芥末又称为"青芥末"，源于欧洲，是用辣根为原料制造的，添加色素后呈绿色。其辛辣气味强于黄芥末，且有一种特殊的香气。

日本的芥末"Wasabi"实际是以山葵根制成的山葵酱，

成品呈绿色，味道比黄芥末更辣更冲，而且有一种独特的香气。"Wasabi"通常都用软管包装，需要的时候挤压出来即可，以利保存。如果不是软管包装，可以加一点米酒稍微拌湿，避免水分挥发变干，且比较容易保存。调味后，用于蘸食生鱼片、拌凉面、配关东烧及调制色拉酱等。由于山葵根比较贵，有些地方采用辣根为原料的辣根酱代替，价格比较便宜。

◎ 红芥末

红芥末主要在东南亚，泰国、马来西亚、菲律宾应用较多。

芥末微苦，辛辣芳香，对口舌有强烈的刺激，具有催泪性的强烈刺激性辣味，对味觉、嗅觉均有刺激作用。其辣味成分主要是芥子苷经酶解后的挥发油（即芥子油）。

要想芥末不冲，有一个小窍门，就是一定要配上它的亲密伴侣——酱油。就餐时，只要蘸一点酱油，酱油的咸味有沉降之性，可以抑制芥末的升浮之性，很好地减弱其"冲劲"。

在烹饪中，芥末主要是起着开胃健胃、促进消化的作用。

在临床治疗上用的是白芥子，主要是化痰，究竟化什么样的痰？芥末辛温、辛窜，温肺化痰，自然是化寒痰了。

如何区别寒热之痰？主要看痰的颜色和痰的稀稠。

凡是咳痰黄色、黏稠，属于热痰。

凡是咳痰白色、稀薄，属于寒痰。

芥末治疗寒痰，其性辛窜，无所不达，尤其擅长去顽固之痰。

使用芥末需注意，本品辛温走散、耗气伤阴，久咳肺虚及阴虚火旺者忌用；消化道溃疡、出血者及皮肤过敏者忌用。用量不宜过大。

让人流泪的洋葱

对洋葱的感觉，是从小时候切菜开始的。刚开始切洋葱时，觉得挺好玩，切着切着，就不对劲了，只觉得有一股气味不断上冲，直刺眼睛，眼泪不住地往下流。

以后，每逢切洋葱时，总是不忘戴上眼镜，同时把头抬得高高的，但往往还是泪流满面。后来才知道，这是由于洋葱含有硫化物质，具有很强的刺激性，因其具有挥发性，特别容易刺激眼睛，戴眼镜也是隔不断、挡不住的。

当老师后，要承担中医营养实训课，单位派我参加厨师班学习烹饪。我曾经就这个问题请教过老师，才知道有好几种方法可以避免切洋葱时流泪。

一是把洋葱放在冰箱里冷冻一会儿，然后再拿出来切，就不会刺激眼睛流泪了。

二是在切洋葱之前把洋葱放在冷水里浸一会儿，把刀也浸湿，再切洋葱时就不会流泪了。厨师采用这种方法的更多一些。

洋葱是从西方传进来的，所以西餐用洋葱比较多。例如，著名的俄餐"罗宋汤"，食材有甜菜头、土豆、胡萝卜、牛肉、番茄、芹菜等，最后少不了用洋葱提味。西式自助餐里面常常可以见到"洋葱圈"，小孩子们很爱吃。比萨、汉堡等更是离不开洋葱，处处有洋葱的身影。

洋葱可以调香，去除膻腥，增加菜肴的美味。现在用洋葱的中餐也不少，以炒菜居多，典型的菜肴是"回锅肉"。

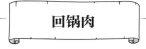

回锅肉

先把猪肉用清水上锅煮熟，捞出，切成片，备用。将柿子椒、洋葱洗净，切片。锅中放入少许油，将熟肉片煸香，加入柿子椒、洋葱片、食盐，翻炒至熟。

以前烤肉多用大葱，现在有用洋葱部分代替的趋势。

洋葱的品种有三大类，即白皮洋葱、黄皮洋葱、紫皮洋葱它们的辣度，也不尽相同。

◎ 白皮洋葱

白皮洋葱肉厚，水分多，质地柔嫩，辣味较淡。白皮洋葱水分和甜度皆高，长时间烹煮后有金黄的色泽及丰富甜味，适合炒、烘烤或炖煮调味。

◎ 紫皮洋葱

紫皮洋葱肉薄，水分少，吃起来显得有些老韧，辣味较冲，适合做调料。

◎ 黄皮洋葱

黄皮洋葱比白皮洋葱味浓一些，比紫皮洋葱淡一些。它有独特的辛香味，但甜味重于紫皮洋葱，可以用来炒食，也可作调味品。

从口感上来说，白皮洋葱、黄皮洋葱比较好吃。

从作用上来说，味道越辣的作用越强，所以，紫皮洋葱效力最强。

洋葱，名字里面带一个"葱"字，多多少少具有"葱"的性质，其味甘甜、微辛，性质偏温，能治疗感冒。

感冒有风寒型和风热型之分。风热型感冒表现为身热较著，微恶风，汗出不畅，头胀痛，面赤，咳嗽，痰黏或黄，咽燥，或咽喉乳蛾红肿疼痛，鼻塞，流黄浊涕，口干欲饮，舌苔薄白微黄，舌边尖红，脉浮数。洋葱性温，显然不适合这种类型的感冒。

风寒型感冒则表现为恶寒重，发热轻，无汗，头痛，肢体酸疼，鼻塞声重或鼻痒喷嚏，时流清涕，咽痒，咳嗽，痰液稀薄色白，口不渴或渴喜热饮，舌苔薄白，脉浮或浮紧。治宜辛温解表、宣肺散寒。洋葱能发散风寒，用于风寒型感冒颇为适宜。

平常人们患了感冒，一般可煮葱姜汤治疗。如果没有大葱，也可以用洋葱代替。洋葱不像大葱的白茎（葱白）那样列入了中药名录里面，作用比较弱，起效相对慢一些。在使用时，洋葱数量要比葱白多一些，毕竟葱白是中药，如果葱白用 10 克，洋葱就要用 30 克。最好用紫皮洋葱，如果耐受不了紫皮洋葱的味道，就选黄皮洋葱，白皮洋葱作用会更弱一些。

洋葱的药理作用：

其一、杀菌。洋葱中含有天然植物抗生素如大蒜素，有很强的杀菌能力，对于预防呼吸道疾病有一定益处。

其二、健脾胃。洋葱中含有葱蒜辣素，有浓郁的香气，正是这特殊气味可刺激胃肠，提高胃肠道张力，促进胃肠蠕动，从而起到开胃作用。

其三、保护心血管。洋葱含有挥发油、硫化物、多种维生素和矿物质。研究表明,洋葱具有降低胆固醇、降低血脂、扩张血管、减少外周及冠状动脉血管的阻力等作用。凡有高脂血症、高血压、心血管疾病者可适量食用。

洋葱性味温热,下列人群不适宜食用:皮肤病患者、患有眼部疾病的人。

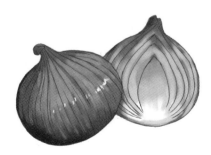

个性鲜明的韭菜

韭菜是一种比较特殊的蔬菜，具有强烈的气味，对此，仁者见仁，智者见智。

喜欢的人是真喜欢，认为这种气味特别香，怎么做都好吃，爱不释口。

不喜欢的人是真不喜欢，甚至厌恶韭菜的辛辣味，让人烧心、闹心，唯恐避之不及。

可见韭菜是一种个性鲜明的蔬菜，绝非平庸之辈。

无论喜欢与否，韭菜都是一个具有保健和治疗作用的食材。古人认为天人相应，人应适应自然界的气候变化，才能养生保健身体好。冬日过后，春天来了，冰雪消融，自然界生机勃发，万象更新，草也绿了，花也开了，小鸟跃上枝头，一派欣欣向荣的景象。人们的饮食须顺应春天阳气升发、万物始生的特点，适当食用一些辛味的食物，如韭菜、大葱、小葱、洋葱、香菜、绿豆芽等，以扶助机体内的阳气生发。

春天的韭菜，绿绿的、嫩嫩的、清香，甚是好吃。唐代著名诗人杜甫就曾写过赞美韭菜的诗句："夜雨剪春韭，新炊间黄粱"。

民间有一个习俗，春分时节吃"春饼"。"春饼"一般肯定少不了韭菜，再配上绿豆芽、香菜、鸡蛋丝等食物，放入薄薄的面饼中，卷着吃。

到了夏天，韭菜就老了，俗话说"六月韭，驴不看"，意思是说农历六月的韭菜口感差，连驴都不会看。现在经过蔬菜种植技术改良，培育的夏天韭菜味道尽管有了较大改善，但还是不如初春的韭菜好吃。

韭菜的味道极其辛窜，利用这个特性可以治疗一些疾病。

古代医生常常遇到咽下困难或食入即吐、胸脘隐痛等症状的患者，中医叫做"噎隔""反胃"，主要是气机不畅所致，可给患者饮服"韭菜牛乳汁"。

韭菜牛乳汁

取韭菜250克，洗净，捣烂取汁。每次用此汁一匙，加入牛乳半杯，煮沸后，趁温缓缓饮下，一日数次。

主要用于因生气抑郁或肿瘤阻塞食道，吃不下或吃即吐的病症。方中韭菜以辛窜之力，冲开门户，牛奶随之而入，味道甘甜，性质平和，健脾胃，润肺脏，使患者获得营养补充。以此类推，凡是闭塞不通之症，不妨借用一下韭菜的辛窜通利之势，可能奏效。

韭菜还有一些俗名，如"壮阳草""起阳草"等，顾名思义，韭菜能振奋阳气、振奋阳道，经常食用可以辅助治疗阳痿、早泄之症。有这方面病症的男性，可以经常食用"韭菜炒河虾"。

韭菜缺点是辛燥、辛窜。因此，食用的禁忌也比较多，下列人群需要注意少吃韭菜。

热病患者：韭菜性温热，患热病的人，不管实热或阴虚

韭菜炒河虾

韭菜 150 克，河虾 150 克，烹调油、黄酒、食盐适量。将韭菜洗净切段；鲜虾去壳，用黄酒、食盐浸泡。将锅中油烧热后，放入鲜虾煸炒至半熟，加入韭菜翻炒至熟。佐膳食用。

为什么韭菜配虾呢？从中医营养的角度看，虾也属于温性食物，具有补肾壮阳的功效，韭菜与之相配，相得益彰，效力更大更强。

为什么配河虾呢？这是从经济上来考虑。河虾和海虾相比，功效虽略逊于海虾，但物美价廉，性价比好，适合长期食用。

内热均不宜多吃，如嗓子疼、发烧、咳嗽黄痰者。

目疾患者：韭菜辛温，其性炎上，凡目疾患者忌食。

皮肤患者：韭菜辛温，其性向外，凡皮肤干燥、疮疡、痈肿患者均忌食。

青壮男子：韭菜壮阳，青年男子身体体实、阳气旺盛，不宜经常吃韭菜，以免助火生热，阳气过于亢奋。

阳盛体质者：这种体质是指由于人体阳气过于旺盛而导致的体质偏颇。表现为阳气旺盛，形体壮实，面赤，声高气粗，喜凉怕热，口渴汗多，小便热赤，大便恶臭，脉洪大有力，舌红苔黄。这种体质的人多吃韭菜容易助热上火。

桃李春风一杯酒

　　中国有句俗语，叫做"久逢知己千杯少"，意思是说遇到知己，肝胆相照，喝多少酒，哪怕是千杯酒也嫌少。逢年过节，亲朋好友相聚，饮酒助兴，可拉近彼此的关系。酒能带给人们快乐和享受，爱酒者众。

　　我国常饮用的酒有白酒、黄酒、葡萄酒、啤酒等，它们各有特色和魅力。

◎ 葡萄酒

　　葡萄酒是用新鲜的葡萄或葡萄汁经发酵酿成的酒，属于最古老的果酒，也是果酒的代表。酒精度数低（10 ~ 15 度），味道清香。一般分红葡萄酒和白葡萄酒两种。前者是红葡萄带皮浸渍发酵而成，酒色深红，味道甘甜，略带涩味，比较受东方人喜爱；后者是用白葡萄或红葡萄去皮的果肉发酵而成的，酒色呈淡绿色，味道有点酸，比较受西方人喜爱。

◎ 黄酒

　　黄酒是中国传统的酿造酒。黄酒多以糯米为原料，也可用粳米、籼米、黍米和玉米为原料，蒸熟后加入专门的酒曲和酒药，经糖化、发酵后压榨而成。酒度一般为 16 ~ 20 度。

黄酒含有糖、氨基酸等多种成分，是营养价值较高的低度酒。味道微甜醇厚。

黄酒主产于我国长江下游一带，以浙江绍兴的酿制的黄酒最为著名，以花雕、女儿红等为代表。古代黄酒也是餐饮的一部分，在饭食中间饮用，边温酒、边饮酒、边吃饭，故又称"加饭酒"。

黄酒烹调时常用，也称为"料酒"，可以去肉之腥味，提香。

◎ 白酒

白酒是一种蒸馏酒，由淀粉或糖质原料制成酒醅或发酵醪经蒸馏而得，又称"烧酒""老白干"等。酒质无色（或微黄）透明，气味芳香，入口绵甜爽净，酒精度数高（30 ~ 60度），经贮存老熟后，具有以酯类为主体的复合香味。如贵州的"茅台酒"、四川的"五粮液"、北京的"二锅头"、山西的"竹叶青"都是著名的品牌。白酒做菜比较少用，主要供饮用。

◎ 啤酒

啤酒和黄酒、葡萄酒都属于古老的酒。啤酒是世界上排名第三的饮料，居于水和茶之后。啤酒是以大麦芽、酒花、水为主要原料，经酵母发酵作用酿制而成的饱含二氧化碳的低酒精度酒。啤酒于20世纪初传入中国，是根据英语"Beer"译成中文"啤"，称其为"啤酒"，沿用至今。啤酒含酒精少（3.5 ~ 9度），有气泡，口感清凉，尤其适合夏天饮用。

无论哪种酒，都含有一定量的酒精（乙醇），如果过多饮酒就会损害健康。

多饮酒对肝脏有直接的损害，如酒精性脂肪肝，严重时还会造成酒精性肝硬化。

多饮酒对心脑血管有损伤，过量饮酒还会增加患高血压、中风（脑卒中）等疾病的危险。

多饮酒还会增加患某些癌症、精神系统疾病的危险。

多饮酒可导致事故及暴力的增加，对个人健康和社会安定都是有害的，应该严禁酗酒。

高度酒含热量高，不含其他营养素，白酒基本上是纯能量食物，营养价值不高。如果无节制地饮酒，会使食欲下降，食物摄入量减少，导致发生多种营养素缺乏症。

所以，《中国居民膳食指南》提出"适当饮酒"，限定的饮酒量是：

成年男性一天饮酒的酒精量不超过25克。相当于啤酒，一大杯，大约750毫升；葡萄酒，一中杯，大约250毫升；白酒（38度），一小杯，大约75毫升；或高度白酒50毫升。

成年女性每日饮酒量大约比男子减少三分之一，一天饮酒的酒精量不超过15克。相当于啤酒，一大杯，大约450毫升；葡萄酒，一中杯，大约150毫升；白酒（38度），一小杯，大约50毫升。

酒不仅仅是一种饮料，而且可以广泛地用于疾病的治疗，"醫"字就是从"酒"衍生出来的，说明酒和医疗的关系非常密切。

中医认为酒具有御寒气、行药势、活血脉的作用，酒常常用作方剂里面的药引子，一些方剂后面常注明"酒送下"，是为了更好地发挥方剂的作用。

古代将一些原料用白酒浸泡，制作成酒剂。中医经典著作《黄帝内经》中记载的13个方剂中，有4个是酒剂，所以《汉书》称酒为"百药之长"。唐代孙思邈的《千金要方》卷39设"风虚杂补酒煎"专节。唐代《外台秘要》设有"古今诸家酒方"专篇，方12首。宋代《太平圣惠方》中所设药酒多达6节，如"治一切风通用浸酒药诸方""治风腰脚疼痛通用浸酒药诸方""钟乳酒方""白石英和草药浸酒方"等。

酒剂多用于风湿痹证、血瘀证、寒湿证等。

明代李时珍所著的《本草纲目》记载了一款"豆豉酒"，具体制作如下：豆豉 100 克，白酒 500 毫升。将豆豉放入锅中，加清水微熬，取豉，沥干，放入白酒中浸泡 3 日，即可饮服。每次 10 ～ 20 毫升。功效祛风通络、宣痹止痛。

原方用于"手足不随"。风寒之邪滞留，经脉痹阻，气血运行不畅，可引起手足不随。酒甘苦辛温，活血通络；豆豉味苦辛、性平，能解肌发表、宣郁除烦。《本草纲目》云："黑豆性平，作豉则温。既经蒸罨，故能升得酒则治风"。豆豉酒以豆豉散风逐邪，合白酒行散通络，二者相配，共奏祛风通络、宣痹止痛之功。本方温服，有助于通利关节，适用于风痹之手足不随者。

无论什么酒，包括药酒，要有敬畏之心，爱在心头口少开，且饮且珍惜。

而且要注意下列人群不宜饮服：孕妇、婴幼儿、儿童、青少年，高血压、心血管、癌症、肝病、肾病、神经精神系统疾病患者。

第五篇

相依相伴的

咸味

XIAN
WEI

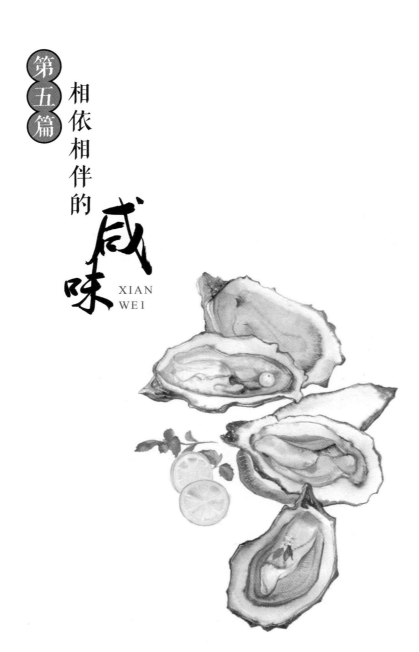

咸味小传

甘、苦、酸、辛、咸、涩、淡，在这七种滋味中，哪种味最重要呢？客观地说，咸味最重要，因为它是基本味、基础味，生活中离不开，与人相依相伴到永远。

◎ 无咸不欢

人们常说"无辣不欢"，但辣味不是必需品，有则好、无则罢。而且嗜辣人群具有很强的地域性，集中于国内几个省，局限性大。

咸味就不同了，它是生活中不可或缺的必需品。咸味在调味中有"百味之主"的美誉，其作用举足轻重。烹饪界素有"无咸不成菜"一说。

咸味是一个基础的味、独立的味，任何菜无需加其他味，只要一个咸味，就可以搞定。炒菜、炖菜、蒸菜、凉拌菜皆是如此。而其他味，很难做到这点。

试想用单一的甘味、单一的酸味、单一的辛味、单一的苦味、单一的涩味、单一的淡味做出来的菜肴会是什么样呢？除个别特色菜之外，大多数菜肴恐怕难以入口，更谈不上好吃了。

咸味既是调制各种复合味的基础，也是平衡其他味的"定海神针"。不信你试试，口尝感受一下。

有了咸味的参与，甜味就不会过于滋腻。

如"红烧肉"让大家感受的是甜，在甜的背后，是咸味的有力支撑。即便是甜点，如北京的"绿豆糕"、西式的"蛋糕"，也要稍微加一点点盐，才好吃。

有了咸味的参与，酸味就不会过于漂浮。

如杭州的"西湖醋鱼"，这道菜是酸甜口的，但其窍门就在于加了少许的食盐，食客吃的时候可能感觉不出咸的味道，但是如果没有咸味打底，那个醋味就会显得很漂、很浮，没有厚度。

有了咸味的参与，辛味就不会过于锐利。

辛味会使食客辣得口干舌燥，辣得直张大口。正是咸味的沉降之性，狠狠地抑制了辛辣的"飞扬跋扈"。常见的椒盐味、咸辣味，均使辛味有了根基，如"椒盐小黄花鱼""咸辣豆腐干"。

有了咸味的参与，苦味就不会过于苦涩。

"凉拌苦瓜"里稍加一点点盐，苦涩味就轻多了。又如"苦瓜酿肉"，把苦瓜的心掏空，里面塞入咸味的猪肉馅心，上锅蒸熟，味道咸美，其中的苦味不知不觉地被淡化了。

所以，"无咸不欢"比"无辣不欢"更具有普遍性和广泛性。

◎ 身体所需

近年来，由于医生和营养师不断地宣传和教育，使越来越多的人认识到多吃咸的危害。但是"少吃咸"不等于"不吃咸"。

食盐、酱油等是最常使用的咸味调料，其中含有人体所需要的钠元素。钠大部分存在于骨骼和细胞外液中，少部分存在于血浆中，在调节酸碱平衡、维持渗透压、保持水液代谢平衡、维持神经肌肉的兴奋性等方面都起着重要作用。

有些人误解了"少吃咸"。咸菜、榨菜、腐乳，不吃了，连必要的食盐和酱油也不吃了，时间长了，身体越来越没劲，出现食欲不振、恶心、头晕、心律过速、血压降低等一系列症状，到医院一检查，是"低钠血症"，赶紧补钠，才缓过来。幸亏发现得早，如果继续发展下去，可能就会发生昏迷，危及生命。

所以，正常需要的咸味食物，如食盐、酱油等还是要吃的，以满足机体对钠的需要。

◎ **杀菌解毒**

咸味调料，如食盐、酱油、黄酱等均具有清热解毒、杀菌防腐的作用。《名医别录》记载酱"主除热，止烦满，杀百药、热汤及火毒"。

在古代，根本没有抗生素，遇到金疮（即刀伤、剑伤等）就用食盐与水调匀，外涂、外敷。当时没有麻醉药，尽管伤口外敷盐水很疼，但是防止了进一步感染，避免了全身败血症的发生，从而挽救了不少人的生命。

日常生活中，我们直接吃的水果，如草莓、桑椹、樱桃、葡萄等，常常先用盐水浸泡，冲洗干净再食用，以免因消毒不干净患上肠道疾病，如肠炎、痢疾等。

◎ **防腐保质**

我国各地方有一些饮食习俗，做腌菜、泡菜（如延边朝鲜族自治州的辣白菜、东北的酸菜、上海的雪菜、北京的咸菜、四川的泡菜）都离不开咸味的使用。

用咸味调料的目的，一则是防腐、解毒、杀虫、延长保存时间如在罐头食品中放入咸味调料，可防腐保鲜；二是抑制一些辛辣味十足的食物，如芥菜头、芥菜、雪里蕻等生吃时有辛窜感，但在咸盐的作用下，它们低下了"高傲的头"，性质变得平和起来，腌制后的菜就好吃多了。

腌制泡菜时，一般用粗盐，就是利用自然条件晒制的大盐。大盐结构紧密，色泽灰白。用这种盐腌制，泡菜容易入味，保存时期长。

腌制食品有地方风味，受到人们的喜欢，但毕竟比较咸，含盐量高，适可而止，不宜多吃。

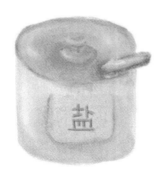

盐罐子

　　食盐是咸味的代表。过去家家户户都有一个盐罐子。由于食盐容易吸收水分，如果空气湿度超过 70%，食盐就会潮解，降低盐的品质。因此，为了防潮，需要把盐放在罐子里，加盖盖严，尽量避免与空气接触。一般多用陶瓷罐，密封性好，装入的盐不容易返潮。盐罐子放在灶台边，做菜时盐放多、放少随个人口味而定，取用方便。

　　食盐是生活的必需品，但是食用多了也不好。中国营养学会规定正常人每日食盐不超过 6 克。

　　我国饮食有"南甜北咸"的特点。一般南方人喜欢吃甜的食物；北方人喜欢吃咸的重口味，一天算下来，每天吃盐量普遍多于 15 克，大大超标。高盐饮食是我国北方高血压发病率高的重要因素之一。

　　高血压是以血压升高为主要临床表现的一种综合征。该病与遗传因素、精神和环境因素、生活习惯、年龄都有关系，尤其是高盐饮食。患者连续三次血压升高，并伴有头晕、头痛、颈项发紧、心慌等症状，就可以诊断为高血压了。

　　可是有的人症状不明显，容易被忽视。2004 年我们到社区去调查糖尿病、高血压的发病情况，给一位 75 岁的老太太检查身体时，测得血压180/110毫米汞柱，吓了我一跳，又复查2遍，还是如此。问她以前量过血压没有？平时有什么不舒服？一问三不知，没症状、没量过、不看病。我赶紧让老人坐下休息，同时，给她家人打电话，请家人尽快带她到医院检查。

有些人不以为然，高血压不就是血压高一点吗？血压升高只是高血压的外在表现，问题的关键是内在的全身动脉硬化，如不及时纠正与控制，会使多个脏器受损，出现各种并发症。

在心：会发生心脏动脉硬化，严重者出现左心室肥大，X线等影像学的检查呈现出"靴形心"，不及时治疗可以发展为心力衰竭。

在脑：会发生脑动脉硬化。一生气、一用力，脑血管就易破裂，造成脑出血；或者供血不足，出现脑梗死。

在肾：会发生肾脏动脉硬化。高血压患者要定期检查尿常规和肾功能，患者可能会发生肾功能下降，乃至肾功能衰竭。

在眼：会发生眼底动脉硬化。患者眼底发生病变、失明，甚至落下终身残疾，严重影响老年的生活质量。

这些并发症发病率高、危害性大、致残率高，高血压患者常常会毁于此。

有些患者对吃盐多少不以为然。多吃点盐有什么了不起？因为，盐吃多了，钠过多地进入血液中，同时吸收水分，增加血容量，就会进一步引起血压升高，造成恶性循环。所以，高血压患者应该严格控制食盐的摄入量。

高血压患者每日食盐应少于3克，是正常人的一半量。如果血压进一步升高或者肾功能受损，食盐量应再减少一半多，每日少于1克。

同时忌食一切咸食，如咸鱼、咸肉、肉罐头、雪里蕻、橄榄菜、酸菜、冬菜、咸味饼干等。

　　急性肾炎、慢性肾炎患者也不宜多吃盐，以避免水肿，并根据病变程度，每日食盐量有所递减。

　　具体如何测量每次要食用的盐量呢？如何把科学和实际结合起来，最大程度地方便大家操作？营养专家和医生想了许多办法，开始是发放"限盐勺"。现在一些省市陆续推出了"限盐罐"，就是把每日三餐一家人的用盐量一次性装入限盐罐中，并与"限盐勺"结合起来。这样使用方便，也不容易超标了。

　　有人还喜欢买"低钠盐"。这是一种以碘盐为原料，添加了一定量的氯化钾的食盐。这种盐有两个好处：一是减盐不减咸，虽然钠盐数量下降，但咸度不减，满足了人们对咸的需求；二是改善体内钠钾之间的平衡关系，高钾低钠有助于降低高血压、心血管疾病的风险。

　　"低钠盐"适合中老年人、高血压患者食用，但不适合心脏病患者食用。心脏病患者吃后体内钾增多，会增加心脏的负担，可能出现意外。

　　如果肾功能下降，也不宜用"低钠盐"。因为患者尿液减少，钾排出随之减少，继续吃"低钠盐"可能会造成血钾增高，出现生命危险。

酱油瓶

食盐是烹饪应用最广泛的咸味调料，也是最单纯的咸味调料。它除了咸味之外，不带任何风味，不带任何色彩，能最大限度地保持食材的原貌。

可是食盐用多了、吃多了、看多了，未免显得有些单调。若是要多一点滋味、多一点色彩、多一点营养，使菜看更加丰富，那就要看酱油的了。

有一次，我到北京老上海饭店吃饭，除青菜、小吃外，还点了"鳝鱼糊""百叶结烧肉""红烧肘子"等菜。这些菜在制作过程中都加了一定量的酱油，颜色漂亮，浓油赤酱，味道醇厚鲜美，咸淡适中。一桌宾客吃得兴味十足，意犹未尽。而酱油正是烹调中的重彩之笔。

酱油是由"酱"演变而来的。用面粉或豆类，经蒸罨发酵，加盐、水制成糊状物（即"酱"），其上层液体状物质即为酱油。与食盐相比，酱油有三个特点。

一是有颜色。无论何种酱油，都带有一定的颜色。酱油的颜色有深有浅，做菜时按需取之，浓妆淡抹总相宜。市面上主要分两大类酱油。

生抽： 生抽是以优质黄豆和面粉为原料，经发酵成熟后提取而成的。生抽的颜色比较淡，味道比较咸，口感鲜美。一般炒蔬菜、拌凉菜、拌馅、蒸菜等，尽可能选用生抽。例如：清蒸鱼出锅后，常常要淋上一勺生抽，目的在于上颜色，用生抽衬托清蒸鱼的素颜。

老抽： 老抽是在生抽中加入焦糖，经过特别工艺制成的酱油。老抽的颜色比较深重，呈棕褐色，不太咸。如果需要给菜肴上色或改善口感的话，例如烹调红烧肉、卤菜及深色的菜肴等，可以选用老抽酱油。

二是有营养。酱油的成分比食盐丰富，除含有盐的成分外，还有氨基酸、糖类、多种维生素和矿物质等营养物质。

酱油分级是按营养成分的高低来排序的：特级、一级、二级、三级。

在酱油酿制过程中，蛋白质在蛋白酶的作用下，逐渐分解成氨基酸，氨基酸是蛋白质的最基本单位，一般来说氨基酸含量越高，表明酱油的等级就越高。

三是有味道。酱油比食盐的咸味还多了一种鲜味。用传统工艺生产的酱油有一种独特的酯香气，香气醇正，使酱油多了几分鲜美的味道。

酱油的好味道与氨基酸态氮多少有密切的关系。氨基酸态氮是以氨基酸形式存在的氮，它的含量与氨基酸含量成正比。氨基酸态氮的含量越高，即意味着氨基酸含量越高，酱油的鲜味也就越高。

每 100 毫升酱油中氨基酸态氮的含量大于 1.0 克时，味道鲜美，列为特级酱油。

每 100 毫升酱油中氨基酸态氮的含量大于 0.4 克时，鲜味就差多了，列为三级酱油，酿制过程中产生的鲜味比较自然，但是为了提高鲜味，有些厂家专门添加了味精，一般不鼓励、不提倡。

选购酱油时，尽量就高不就低，选择高级别酱油比较营养。

做菜加酱油也是有一定规矩和窍门的，加入的时间不对、用量不对也做不出好菜，得恰到好处。

一是不能早加酱油，否则会使食材发柴、发硬，不软嫩，同时抑制了菜肴本身的鲜味。

二是不能多加酱油。尽管酱油可以给菜肴带上橙黄色的外衣，改变风味，但不宜过度渲染，适可而止，以免影响菜肴的品相。

吃饭看菜，颜色全是淡淡的，没有食欲；可全是一派酱油色，尤其是老抽色，黑乎乎的，也不愿意吃了。常言道："色、香、味俱全"，"色"排在第一位，可见其对美食的重要。

有些人以为酱油含水分多，尽管放心使用。实际上酱油也含有一定的钠盐，从健康的角度看，也不宜过多食用。患高血压、肾病、妊娠水肿、肝硬化水肿、心功能衰竭的患者应少量食用酱油，对于重症患者尤其要严格控制。

酱油的保存也是很重要的，为了防止酱油发霉，可以往酱油中滴几滴食用油、放几瓣去皮大蒜或滴几滴白酒，能起到比较好的防霉效果。

中医认为，酱油味咸，性寒；入脾经、胃经、肾经，有清热解毒的功效。古代常用于外部水火烫伤，毒虫咬，蜂、蚊等虫的蜇伤，并能止痒消肿。现在已很少如此应用，如果发生意外时手头一时无合适的药，不妨外搽试试。

◎ "铁酱油"的应用

我国国民营养调查和营养监测的结果显示，我国国民的铁营养尚处于缺乏状况：儿童和妇女的贫血患病率均处于较高的水平。铁营养不良影响着我国国民的体质健康，改善铁营养不良已经成为我国公共营养工作的重点。

铁元素是人体中必需的营养素，是合成血红蛋白不可缺少的物质，如果身体缺铁就会造成缺铁性贫血，引起记忆力和免疫能力下降，影响健康。含铁酱油即在酱油中强化了铁元素，经常食用是补铁的一个不错选择。

中国营养学会推荐成年人每日膳食铁摄入量为15毫克、乳母每日25毫克。按照目前我国铁强化酱油的强化量和平均酱油使用量计算，既能有效地预防铁缺乏和贫血，又不会造成铁的摄入过量。自"铁酱油"推广以来，我国的缺铁性贫血率已经明显下降，初见成效。

酱香味

外地人到北京旅游观光，一般要吃三样东西，"北京烤鸭""老北京炸酱面""北京六必居酱菜"，这三样都和"酱"有关。

◎ 全聚德的烤鸭

全聚德的烤鸭属"挂炉烤鸭"，颜色枣红，丰盈饱满，皮脆肉嫩，味美酥香。全聚德烤鸭创建于 1864 年（清朝同治三年），是我国餐饮类第一例驰名商标，获得过"国际美食质量金奖"。

师傅把烤好的鸭子推到餐桌旁，当着顾客的面片烤鸭。片烤鸭是技术，也是艺术，一片片鸭肉码放，令食客们赏心悦目，看得口水直流，跃跃欲试。同时，也心生疑虑，吃起来会不会太油腻呀？放心吧，自有解决的办法。吃烤鸭的关键是将鸭片蘸酱，与黄瓜丝、葱丝一起放在饼的中央，卷起来，送入口中，吃起来一点儿也不腻。

吃烤鸭用的是"甜面酱"，又称"甜酱"或"面酱"，它是以面粉为主要原料，经过制曲和保温发酵制成的一种酱状调味品。"甜面酱"的特点是柔软、细腻、甜咸适中。有了甜面酱与葱丝、黄瓜丝的相伴，烤鸭虽为厚味，却不显得油腻了，吃了还想吃。

◎ 老北京的炸酱面

中国著名的面条美食中，北京的炸酱面算是一个。与几百元一只的烤鸭比起来，炸酱面的价格就便宜多了，10～20元一碗，管饱管够。

炸酱面是北京传统的面食，由面、菜、酱三部分组成。

面条是水捞面。先用水将面条煮熟后，捞出，过凉水，使得面条不黏糊，清清爽爽。

配菜各家不同，一般有六小碟，它们主要是时令菜，以黄瓜丝、"心里美"萝卜丝、白菜丝、绿豆芽居多，都是很爽口的菜。

炸酱面，四分在面上、六分在酱上，关键要在酱上做文章。

炸酱面用的酱是"黄酱"，又称为"黄豆酱"。黄豆酱是用黄豆制出来的。酱是以大豆或麦面、蚕豆等经蒸罨发酵，加盐、水制成的糊状物。黄豆酱采用传统发酵工艺与现代技术相结合精制而成，色泽棕褐色，口感细腻，味鲜、甜、咸，有光泽。其味咸而厚，属于重口味。

黄酱先用少量清水和匀，备用；取去皮五花肉，切成小丁，葱、姜切成碎末。锅中放入少量的植物油，烧热后放入肉丁、葱、姜煸炒，然后放入调好的酱，不断搅拌至熟。

吃面时，把酱、菜与煮好的过水面拌匀，酱香味十足，吃得过瘾、吃得痛快。

◎ 六必居的酱菜

六必居酱园坐落在前门大栅栏商业街的粮食店街，是京城历史最悠久最负盛名的老字号之一，始于明朝嘉靖九年（公元 1530 年），至今已有近 500 年的历史。

六必居制菜工艺有"六个必须"：用料必须上等、下料必须如实、制作过程必须清洁、火候必须掌握恰当、设备必须优良、泉水必须纯香。正是这种严格的要求，使六必居酱菜长盛不衰。

六必居腌菜一定用自家的酱，既有黄酱，也有甜面酱。用自制的酱腌制酱菜，味道自然不同凡响。

许多食材都可以酱腌，酱菜咸、甜、脆，别有风味。有"酱花生米""酱核桃仁""酱杏仁""酱小萝丝""酱芥菜头""北京辣菜""甜酱萝卜""甜酱黄瓜""甜辣萝卜干"等。著名的"八宝菜"则用料更加丰富，包括花生、核桃仁、甘露、黄瓜、萝卜干等食材。

无论哪一种酱，都散发着浓浓的酱香味，不仅丰富了菜肴的味道，还有医用价值。《名医别录》云："（酱）主除热，止烦满"。《日华子本草》记载："（酱）杀一切鱼、肉、菜蔬、草毒。"

需要注意的是，无论什么酱都含有较多的钠盐。每 100 克豆瓣酱含 6.0 克的钠，甜面酱含 2.1 克的钠，黄豆酱含 3.6 克的钠。酱黄瓜、酱大头菜、酱萝卜的钠含量均高达 3 ~ 6 克，不宜多食。

高血压、心血管病患者均应忌食咸酱类食物。普通人也不宜多吃酱香之品，适量为宜。

馒头夹腐乳

　　上大学时，每天早上吃馒头，有些同学把馒头一掰两半，中间夹上半块腐乳，三下两下一个大馒头就吃完了。"馒头夹腐乳"曾经是那个年代学生早餐的一道风景线。至今想起来，很亲切、很温暖，仍有余味在心头。

　　我有一个同学，几年前得了癌症。手术后做化疗，最痛苦的莫过于消化系统的不适，每一次化疗后都不能进食，翻江倒海般地恶心，抑制不住地呕吐。别人一到饭点，都高高兴兴地去排队打饭，可是我的同学见到送饭车来，就躲得远远的，不能闻饭的味道，也不能看见别人吃东西，都可能引发一阵呕吐。

　　可是不吃饭就不能坚持治疗，她日思夜想，想遍了曾经吃过的美食，试过、尝过，可是都无济于事，吃饭成了大难题。

　　有一天中午，她忽然想起了自己上学时吃过的"馒头夹乳腐"。于是，马上给丈夫打了电话，让他下班时带馒头和腐乳回来。

　　傍晚，终于等到了丈夫进门，来不及热馒头，拿来就吃，凉馒头加腐乳，居然吃得津津有味，一会儿竟吃掉了一个大馒头。从此，食欲的大门被打开了。有了"馒头夹腐乳"垫底，一切化疗副作用似乎都不在话下了。现在这位同学已经康复，重返工作岗位，继续从事她钟爱的医疗事业。

小小的腐乳怎么能有这么大的作用呢？

腐乳是我国流传数千年的具有民族特色的调味品。腐乳又称豆腐乳，是一类主要以霉菌为菌种的大豆发酵食品，在发酵过程中能产生特有的芳香。腐乳口感好，蛋白质更容易消化吸收，维生素含量更为丰富，还能产生维生素 B_{12}，并能开胃下饭，开启食欲大门的秘密就在于此。

腐乳的品种很多，北方腐乳以老字号"王致和"的酱豆腐为代表，属于红腐乳，是腐乳坯加了红曲色素。形状为方块状，表面呈自然红色，切面为黄白色，质地细腻，口感醇厚，风味独特。

南方腐乳以"桂林腐乳""云南腐乳"为代表，属于白腐乳。

"桂林腐乳"历史悠久，远在宋代就很出名，是传统特产"桂林三宝"之一。这种腐乳呈小方块，质地细腻松软，表面橙黄色、透明，上面有少许的红辣椒末，味道鲜美，微辣。因在生产时不加红曲色素，使其保持本色，属于白腐乳。"桂林腐乳"营养丰富，能使人增进食欲，帮助消化，是人们常用的食品，也是烹饪的好调料。

"云南腐乳"又称"油腐乳"，它与"桂林腐乳"有一点比较像，汤汁中都加了一些红辣椒粉，咸香微辣。但"云南腐乳"外表油比较多，能够保护腐乳不容易变质，便于贮存。

江浙一带，如上海、绍兴、宁波等地的腐乳，有的还添加了糟米或黄酒，腐乳细腻柔软，口味鲜美，甜咸可口，自成一体。

腐乳除佐餐外，还常作为烹饪调味品，用来烹调风味独特的菜肴，如北京的"腐乳烧肉"、江浙的"腐乳扣肉"、安徽的"腐乳鸡"等。

一碗白粥或白饭吃起来普普通通，可是加了一点腐乳感觉就不同了。这里推荐一款"玫瑰酱豆腐粥"。

腐乳虽然好吃，但不宜常食。因为腐乳比较咸，含有较

玫瑰酱豆腐粥

取粳米 100 克，玫瑰酱豆腐少许，备用。将粳米煮粥，临熟时放入少许玫瑰酱豆腐即可。温热食之。腐乳有开胃、促消化的作用，适合平时胃口不好、食欲不振等人食用。

"玫瑰酱豆腐"是"王致和"腐乳厂开发的一款产品，体积只有"大块酱豆腐"的四分之一，小巧玲珑，味道甜咸适口，还带有几分玫瑰的芳香，不像"大块酱豆腐"那样咸。

多的钠盐，每 100 克腐乳大约含有 3 克的钠。

最后需要说明一下，我并非建议所有的化疗患者都去吃"馒头夹腐乳"，而是通过此案例，给大家一些启发，希望每位患者都寻找到心中的最爱，开启食欲和生命的大门。

著名医家李东垣非常重视人的脾胃。中医学认为，胃主受纳，脾主运化。二者共同完成食物的受纳、腐熟和对精微物质的吸收与输布，进而滋养五脏六腑，乃至全身。脾为人体的"后天之本"。

生命是美好的，也是脆弱的，时刻保护好自己的胃气，生命才能长长久久。

甲鱼烧肉

　　我上中学时，父亲在河南省信阳市罗山县工作过几年。罗山地处河南省的南部，除了盛产大米外，还出甲鱼。

　　甲鱼又称为"鳖""水鱼""团鱼"和"王八"等。当地甲鱼价格很便宜，才几元钱一斤。

　　父亲在罗山工作时，每人每年只有一次探亲假。每逢回北京时，父亲总是带几只甲鱼回来。回到家，就把甲鱼放在过道里。我刚开始看见这个在地上慢慢爬来爬去的怪物，心里很是害怕，踮着脚，靠墙走。

　　通常，父亲回来后先做一只甲鱼，一般采用红烧的方法。因为甲鱼的腥味比较重，红烧的甲鱼色泽比较好，甜咸重味，可以压住甲鱼的腥味。

　　具体做法：先把甲鱼处理干净后，放在开水里烫一下，去壳膜和内脏，切成块；生姜切片，大葱切段，备用；将锅中油烧至温热时，倒入一些白糖，用勺慢慢搅，至颜色变黄、起泡时，放入甲鱼块、酱油、黄酒、葱、姜，加水烧开，改用小火，慢慢烧，至甲鱼熟烂即可。菜品色泽深红，味道醇厚。

　　父亲第一次将甲鱼端上桌时，我们左看右看，不敢下筷，小心翼翼地尝了一小块，有种特别的感觉，甲鱼的肉是软软的、滑滑的、嫩嫩的，入口即化。味道嘛，鲜美可口。小孩子们一块接一块，一口接一口，吃得越来越快。这时，却被母亲拦住了，母亲说："慢一点，慢一点。"是呀，一只甲鱼哪够一大家子抢着吃的，可不得慢慢吃。

吃完了，就盼着下一次。一般最后一只甲鱼总是养到父亲快回去时才吃。

一连吃了好几年，直到父亲离开罗山，返京工作。现在回想起来，虽然看似只是几只甲鱼，但它包含着父亲对家人的爱，这种爱并未随着时间的久远而淡忘，一直留在我们心中。

再吃甲鱼，已是若干年后，不是在自己家里，而是去饭店吃。但是那种渴望、那种急切的感觉找不到了。

人们喜爱食用甲鱼，除了口感软嫩外，还因为它是高蛋白、低脂肪的滋补营养品。甲鱼中蛋白质含量高达 18%，脂肪含量却只有 4% 左右。

一般有补益作用的食物温热性居多，如牛肉、羊肉、鸡蛋、牛奶、黄鱼等，吃了就上火。然而甲鱼没有这个缺点，它的性质偏凉，多吃也不会上火。

近年来，甲鱼的价格直线上升，因此，要仔细挑选甲鱼，选择比较合适的甲鱼。

通常以一斤重的雌性甲鱼为佳，雌性甲鱼身体壮、尾巴短、裙边厚、肉肥、味最美；而雄性甲鱼则身体单薄、尾巴长、肉少。

甲鱼贵，把甲鱼整个炖煮吃比较奢侈，可以分几个部位，切成小件吃，慢慢吃，细细品。

甲鱼的裙边，即甲鱼四周下垂的柔软部位，是甲鱼中最美味的部分，软软的、嫩嫩的，自古以来就被视作滋补佳品，广泛应用于高档筵席。

经常有身患癌症的患者或家属问我，听说甲鱼可以治疗癌症，是不是应该多吃，常吃？我一般回答："甲鱼本身并不能杀死癌细胞，但是它能通过补益作用提高机体免疫力，进而抑制肿瘤细胞的增长"。癌症患者到了晚期，一般都消瘦，或有低热，中医认为这种现象属于阴虚亏损或阴虚内热。甲鱼善于滋肝肾之阴、清虚劳之热，如果病证符合，可以吃甲鱼。

可以吃，但不是说必须天天吃，因为甲鱼价格太贵，而且摄入过多，患者的胃肠道也无法吸收消化，不仅不能起到滋补的作用，反而会影响脾胃，降低食欲。

怎么让食甲鱼细水长流呢？

中医认为，两种功效相似的食物配伍使用可以起到相互增强的作用。我们可以选用具有相似功效的便宜食材与甲鱼相配，既可以增强滋阴效果，又降低了患者的经济成本，使长期食用变为可能。

例如甲鱼烧鸭肉，烹制时，选鸭肉有讲究。不同的鸭子，作用也有所不同。像常拿来做烤鸭的大白鸭，长得白白胖胖的，比较擅长健脾益气，适用于脾胃虚弱的人。

和甲鱼相配的应该是湖鸭，就是那种游泳快、比较瘦的鸭子，滋阴效果比较好。

鸭肉味甘咸，性平，滋阴养胃、利水消肿。《随息居饮食谱》："（鸭肉）甘凉。滋五脏之阴，清虚劳之热，补血行水，养胃生津"。与甲鱼相配，滋阴效果比较持久。

甲鱼烧猪肉

甲鱼 1 只，猪肉 250 克（猪瘦肉），炖汤喝。分次食之。甲鱼与猪肉相配，比较常见。

更平常的搭配还有猪肉。猪肉味甘，性平，补肾滋阴、养血润燥、益气，与甲鱼相配，滋阴效果得到加强，也比较经济。

甲鱼的背甲叫"鳖甲"，大家别以为把这背甲放入锅中煎煮就能起效，那可不行，必须经过炮制（晒干，以砂炒后醋淬用）才能真正成为中药，发挥其作用。

鳖甲味甘咸，性寒，具有滋养肝肾之阴、平肝潜阳的功效。主要用于肾阴不足，虚火亢旺之骨蒸潮热、盗汗、遗精，或肝阴不足，肝阳上亢之头痛、眩晕等症。鳖甲长于退虚热，还兼有软坚散结作用，主治癥瘕积聚、肿瘤等。

从字面描述上看，鳖甲和甲鱼肉的功效大致相同，但实质还是有差别的。

鳖甲属于重镇之品，平肝潜阳的作用要强于甲鱼肉。

甲鱼肉属于"血肉有形之品"，滋补的作用更胜一筹。

在实际应用时，要根据患者的不同需要，选择甲鱼不同的部位食用。

鲍鱼非鱼

　　冬天，到海南三亚玩，照例向酒店服务员询问有哪些特色观光的地方，服务员介绍了几个，其中提到一个水产市场，早上开市。这个我最感兴趣，第二天一早，背着相机就去了。

　　水产市场整整有一条街，南面接着第一食品街，北面临着码头，码头边停靠着一些船，水产捕捞上来，直接就卖，海货新鲜，品种丰富。各式各样的海产品，有鲍鱼、对虾、鱼翅、鱼肚、鱼干等。市场里人也熙熙攘攘，叫卖声此起彼伏。

　　鲍鱼蛮多的，大的小的都有。我以前见的都是干鲍鱼，没见过鲜品的鲍鱼，在这里可以仔细看看。鲍鱼不属于鱼类，倒是和田螺、海螺之类沾亲带故，都有一个厚厚的壳，里面的肉很饱满。

　　鲍鱼生活于海藻丛生、多岩礁的海底，主要分布于我国沿海地区，如北部的渤海湾、东海的南部及南海地区。鲍鱼生长周期比较长，一般要三年左右，产量比较少，所以价格比较贵。

　　尽管如此，丝毫不影响人们对鲍鱼的喜爱。

　　鲍鱼味美：鲜品肉质柔嫩细滑，干品韧劲十足，味道极其鲜美。

鲍鱼名美："鲍者包也，鱼者余也"。意味着包内有"取之不尽，用之不竭"的余钱。

营养丰富：鲍鱼肉也属于高蛋白、低脂肪的食物，鲜品含有 8.2% 的优质蛋白质，而脂肪只有 0.5%，此外，还含有相当量的钙、铁、钠等矿物质，以及维生素 A、维生素 E。

中国人自古食用鲍鱼。古代，称鲍鱼为"鳆"，民间称为"石决明肉""九孔螺""明目鱼"。《后汉书》有"南蛎北鳆"之说。清代《醒园录》有"煮鲍鱼法"；《随园食单》有"炒鳆鱼""鳆鱼豆腐""鳆鱼煨整鸭"。

今日鲍鱼依然是筵席上的大菜、吉利菜，以鲜香取胜，全国各地名菜少不了鲍鱼的身影。例如：北京的"锅塌鲍鱼盒"、山东的"鲍鱼海参"、东北地区的"鲜贝鲍鱼"、广东的"蚝油鲍片"、江苏的"鸡粥鲍鱼"、浙江的"龙井鲍鱼"、海南的"鲍鱼文昌鸡"等。

鲍鱼分为鲜品和干品。鲜品主要在沿海地区，随买随用，肉质最为鲜美。新鲜的鲍鱼采用蒸、煮、烧、烩、扒、熘等方法烹制，也可以做汤羹，口感柔软。

鲜鲍鱼不宜保存，常常煮熟后制干存放。干鲍鱼非常坚硬，烹饪前需要涨发。涨发的方法有蒸发、煮发、碱水发等，发制好的鲍鱼呈乳白色，但肉质不像鲜品那样柔软，不容易熟烂，需要烹制较长的时间。

鲍鱼价格比较贵，需要仔细挑选。看外形，佳品形状完好无缺，大小均匀，鱼身厚实，肥美柔润；看颜色，鲍肉的颜色淡黄，呈半透明状为佳品。

中医认为，鲍鱼肉味甘、咸，性质平和，有养血柔肝的功效，是很好的滋补品。鲍鱼可以纠正血虚、增加乳汁，常用于血虚闭经、产后乳汁缺少、肝硬化等症。常人食之，也能强身健体。鲍鱼性质平和，具有滋阴补阳的功效，但补而不燥，吃后没有牙痛、流鼻血等副作用。

在沿海地区，有些产妇生出小孩后，身体虚弱，奶水不足，可以用鲍鱼炖汤喝。

但需要注意的是，鲍鱼含胆固醇较高，每 100 克鲍鱼含

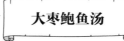
大枣鲍鱼汤

取新鲜小鲍鱼 3 个，洗净、切成块，放入锅中，加水上火，炖煮，至鲍鱼刚熟时，加入大枣，改用小火，炖煮至鲍鱼肉熟烂，即可停火。经常食用。

鲍鱼养血柔肝；大枣既可养血，又可补气。二者结合，补血作用更强。

242 毫克胆固醇，含钠盐也不少，所以老年人、心血管病患者、脑血管病患者、肾脏病患者等不宜过多摄入。

鲍鱼壳为鲍鱼的背壳，有人说它是中药，这只说对了一半。鲍鱼壳粗糙、坚硬，如果不加处理，仅仅是一个壳而已，再怎么煎煮也煎不出药效物质，没有什么用途。

鲍鱼壳只有经过特殊的方法炮制煅烧，才能成为真正的中药"石决明"。煅制后鲍鱼壳还需打碎，经过煎煮，才能浸出药效物质。

石决明属于动物药，味道咸，性质平和，具有平肝潜阳、清热明目的作用，主要用于高血压头晕、眼睛红肿热痛等症。用时需打碎，煎煮，才能把其中的药效物质浸提出来。一般用量为 10 ～ 30 克。

中药还有一个叫"决明"的药材，容易和"石决明"搞混。

它叫"草决明"，为豆科植物决明的种子，晒干，打下种子，除去杂质，生用或炒用，也称"决明子"。

石决明和草决明有什么异同？

两个药物都有清肝明目之功效，皆可用治目赤肿痛等偏于肝热者。

石决明是矿物类药材，味咸，性寒，质重，具有凉肝镇肝、滋养肝阴的作用，无论实证、虚证之目疾均可应用，多用于血虚肝热之羞明怕光、目暗、青盲等。

草决明（又名"决明子"）是植物类药材，味苦，性寒，善于清肝泻火而明目，适用于肝经实火之目赤肿痛。此外，草决明还有清热通便之效，常用于大便秘结。近年来发现，草决明有降血脂、减肥的作用，常常用于减肥保健食品和辅助降血脂保健食品。

高贵的海参

关于海参，有一个传说。据称，当年秦始皇统一国家后，有两个心愿，一是稳坐江山社稷，二是延年益寿、永世长存。于是秦始皇就派人开始找寻长生不老之药。公元前219年，秦始皇冬巡山东渤海，海边的渔民将海参献给了秦始皇，秦始皇食后龙心大悦。从此，海参声名远扬。

海参是海洋软体动物，野生海参生长周期长，需要生长3～5年才出水，产量低，样子独特。物以稀为贵，海参与人参、燕窝、鱼翅齐名，被列为美食珍品之一。如此珍贵的食物，以前只能是皇家和达官贵人才能享受。

即使是现在，海参虽然可以养殖，但工艺复杂，受气候变化影响较大，所以价格依然居高不下。

海参的营养成分，干品和水发的相差很大。干品蛋白质为45%左右、脂肪为4.5%，以及一定量的维生素A、钠和胆固醇；水发蛋白质仅为6%，脂肪和胆固醇含量明显下降。

海参的蛋白质属于胶原蛋白，经常食用海参，可以润肤、美容。海参还含有一些矿物质和维生素，以钙为多，每100克干海参含钙达357毫克。

海参含有硫酸软骨素和多糖，能增强体质、调整机体免疫力、抑制肿瘤生长，延缓衰老。

古代一直认为海参有很好的保健功效。清代赵学敏《本草纲目拾遗》认为海参"补肾经，益精髓，消痰涎，摄小便，壮阳疗痿，杀疮虫"；"其性温补，足敌人参，故名曰海参"，把海参和人参相提并论。清代王士雄《随息居饮食谱》："海参咸温。滋肾，补血，健阳，润燥，调经，养胎，利产"。"凡产虚、痢后、衰老、尪孱"者，建议"同火腿或猪羊肉煨食之"。可见海参的补益作用是多么的广泛。

凡带有海参的菜，都属于大菜、高档菜，海参的烹饪当然是很讲究的。

海参的搭配，大致是两个选择方向。

一种是择优搭配，就是把海参和名贵的食材配在一起，好上加好、优上更优。

"海参无味之物，沙多气腥，最难讨好，然天性浓重，断不可以清汤喂也"（袁枚《随园食单》）。所以，烹调海参时要下功夫。用鲍鱼汁、鸡汤煨，一下鲜味就提起来了。例如广东的"鲍鱼海参"。

鲍鱼、海参都属于"海八珍"。具体操作就是用鲍鱼汁小火煨海参，慢慢地，鲍鱼的味道尽显海参中。

最典型的当属福州名菜"佛跳墙"，就是把天上飞的、地上爬的、山上长的、水里游的一系列名贵食材（如海参、鲍鱼、鱼翅、鳖裙、鱼肚、鱼唇、鸽蛋、干贝、猪肚、花菇、母鸡、金华火腿等）汇集在一起，群芳荟萃，经过长时间小火煨制而成，味道极其鲜美，咸香醇厚。

另一种是择平搭配，就是把海参和普通的食材配在一起，在平实中凸显海参的高贵。

例如山东的"小米海参"，就是用平常的小米与海参搭配在一起。一个低端、一个高端，两物配起来，倒也不觉得唐突。一条海参放在金黄色的小米粥中间，显得别致，寓意颇深，含有富贵吉祥之意。

又如"葱烧海参"，是鲁菜的一道头牌菜。这道菜看起来很简单，就是将普通的大葱切成段，和海参一起烧制而成。实际上，要做好这道菜是有窍门的。北京丰泽园的名厨王世珍针对海参天性浓重的特点，采取了"以浓攻浓"的做法，用浓色、浓汁、浓味慢烧，使海参内外皆入味，色香味形俱全。大葱颜色白绿，与黑又亮的海参搭配，提高了菜肴的品相。菜品褐红光亮，柔软滑润，咸香可口。因为大葱辛香，浓汁海参食之也不油腻。

有人认为，既然海参的补益作用较强，那就天天吃吧。那倒不一定，还是要根据每个人的具体情况而定，用之得当则补益、用之不当则害人。海参滋补性较强，感冒未愈、外邪未清、痰热咳嗽、脾虚腹泻的患者均不宜食用。

海参比较贵，购买前就一定要仔细挑选：海参一定要干燥，潮湿的海参容易变质，购买干海参时一定要挑选干实的。不要选异常饱满的海参。现在有不少不法商贩在海参的加工过程中为了增加海参的重量加入了大量白糖、胶质，甚至是明矾。海参颜色要自然黑。不要买外观颜色非常漆黑的海参。有的海参的开口处是黑色的，里面露出的海参筋也是黑色的，可能是染色的。

在家做海参的难点是发不好海参，发的海参又硬又小，这是因为没有掌握好泡发诀窍。

简单的泡发方法：

将海参放进盆内，加适量的清水（水要没过海参），泡发约 24 小时，期间换水三四次，直至海参体变软。

　　沿着腹部的排泄口把海参从头部至尾部剪开，剪去不能食用的部分，仔细清洗海参体表和体腔。

　　将洗净的海参放入锅里，加入适量清水，烧开后继续煮，捞出已经煮软的海参。

　　在盒子里装入煮好的海参和清水，放进冰箱的保鲜室内，其间换水 4 ~ 6 次，即可食用。

　　用水泡发干海参时切记：水中不可有油分和盐分，最好用砂锅或铝锅。

大棒骨炖海带

　　肉是大家喜欢的食材之一，"红烧肉""米粉肉""回锅肉""梅菜扣肉""冰糖肘子"，余味缭绕。

　　可是有一段时间，吃肉是一种奢侈，可望不可即。那时买肉是需要肉票的，限量供给，每人每月只有半斤。平时不吃，攒着肉票，逢年过节时也只能小吃一下。

　　那时，大棒骨就成了香饽饽。尽管大棒骨上的肉不多，但是不要肉票，而且价格便宜。大棒骨不是总有的，得经常去店铺里去查看，一发现有就赶快通知家人买上几根，否则一会儿就抢没了。

　　为了让小孩健康成长，我家有时也炖大棒骨，吃得最多的是"大棒骨炖海带"。

大棒骨炖海带

　　买大棒骨的时候，让售货员剁成好几块，洗干净后，放入水锅中煮开，撇去浮沫，捞出。海带事先泡好，洗净，切成宽条，备用。把大棒骨、生姜片、黄酒一起放到锅中，加足量清水，大火炖煮，开锅后放入海带，改用小火，继续炖煮至肉熟软为止。
因为海带比较咸，也可以不放盐了。

经过一个多小时的炖煮，大棒骨炖海带终于做好了。端
上桌的汤锅飘着一种肉的香气。早早坐在饭桌边等候的我们
高兴地嚷起来，又有肉吃了。大骨头上的肉软软的，海带特
别滋润，肉感特强。

母亲为什么给我们吃"大棒骨炖海带"呢？除食肉补充
蛋白质外，还有一个考虑，海带里含有丰富的碘，每 100 克
鲜海带含有 923 微克的碘，食海带可以预防甲状腺肿大。

碘是人体需要的矿物质，当碘摄入量不足，甲状腺素合
成发生障碍，血液中碘的浓度就会下降，这时在中枢神经系
统的作用下，脑垂体分泌更多促甲状腺激素，使甲状腺细胞
增生和肥大，出现颈部隆起肿大，引起甲状腺肿大。该病早
期仅有脖子粗，无其他不舒服，以后出现心跳气短、头痛、
眩晕等症状，运动时更加明显。现代医学称该病为"地方性
甲状腺肿大"。该病对于儿童的身心发育都有严重的影响。
与同龄儿童相比，缺碘的儿童发育不全，智力低下，生长迟缓。

我们古代早就发现了这个病，称为"瘿瘤"。晋朝葛洪
所著的《肘后备急方》早就提出用海藻治疗瘿瘤，海带就属
于海藻的一种。中药昆布为海带或昆布的干燥叶状体。"（昆
布）咸能软坚，其性润下，寒能除热散结，故主十二种水肿、
瘿瘤聚结气、瘘疮。东垣云：'瘿坚如石者，非此不除。正
咸能软坚之功也'"（《本草经疏》）。

海带属于海藻中的褐藻类。据《神农本草经》记载"（海
藻）主治瘿瘤气，颈下核，破散结气，痈肿，症瘕坚气，腹

中上下鸣，下十二水肿"。《本草蒙筌》："治项间瘰疬，消颈下瘿囊；利水道，通癃闭成淋，泻水气，除胀满作肿。"

直到现在，我还经常吃"大棒骨炖海带"，不仅仅是为了补碘，因为海带还有其他养生保健作用。

现代研究认为，海带多糖能够提高免疫力，抑制肿瘤细胞的生长。

海带所含的褐藻酸硫酸酯有抗高脂血症作用，又可降低血清胆固醇。

海带含有牛磺酸，对于促进儿童大脑发育、成人健脑益智都有益处。

海带含有丰富的纤维素，有利于通畅肠道，减少肠道疾病的发生。

需要注意的是，大棒骨骨髓里面含有较多的脂肪，一般炖好后，静置一个小时，汤上的油花子可凝成白色半固体的脂肪，这时用勺撇出来，以减少汤中的脂肪。以前肚子里没油水，不必如此。但现在吃得太好了，就要减少脂肪总量。

大棒骨海带，也要因时食用。我一般是秋冬吃。夏天喝骨头汤感觉比较油腻了，就改吃"海带豆腐汤"了。

需要注意的是，古代对于甲状腺部位的病通常以"瘿"命名。有人就以为紫菜、海带可以治疗所有的甲状腺病，这

海带豆腐汤

取北豆腐 200 克，干海带 100 克。将豆腐切成块，备用。干海带用水泡软，反复冲洗干净，切成细条状。两者一起放入锅中，加水，大火烧开后改用小火，煮至海带熟软。海带本身比较咸，不放盐也可。

豆腐味甘，入肺经、胃经，具有补益脾肺的功效；海带味咸，有清热利湿的作用。本菜品补泻同用，清素可口。

是一个误区。

临床常见一种疾病，叫甲状腺功能亢进，简称"甲亢"，是由于各种原因使甲状腺功能增强，甲状腺素分泌过多，引起神经系统、循环系统、消化系统变化，出现心慌、心悸、怕热、多汗、食欲亢进、消瘦、脾气急躁、眼球突出等症状。中医病名叫"瘿气"。该病的饮食调养原则是严格限制碘的摄入。因为，甲亢是甲状腺素分泌过多导致的，而碘可以促进甲状腺素的合成，加重甲亢的病情。如果多吃海带、紫菜、碘盐，碘的摄入大大超过人体的需要，会诱发甲亢或加重病情。

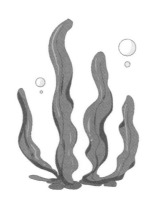

常当配角的紫菜

我上中学时，学校提倡学生在校期间多参加社会实践，以便了解社会。学校安排我们"学商"，到江苏饭店实习。当时江苏饭店坐落在热闹繁华的北京西单，在长安街十字路口的西南角，是一家专做淮扬菜的餐厅。第一次走进高大上的餐厅，我心中暗喜：咱也学做几道菜，回家露一手。

谁知道，第一天报到，师傅就交代了店里的规矩：你们没有经过职业培训，不够实习生的水平，只能做见习生，不能进餐厅的大厨房。这就意味着我们根本接触不到炒菜的师傅，什么"清汤狮子头""大煮干丝""松鼠鳜鱼""三套鸭"等淮阳大菜，只能远远地看上几眼。

我们干什么呢？只能在与面食为伴的小厨房工作，跟着师傅包馄饨。这里包馄饨与一般的方法不同，不是包馄饨，而是把馄饨皮放在左手上，右手用小勺盛馅料，放在皮中央，五手指并拢，一翻手，馄饨顺势就从大拇指和食指之间滑入开水锅中。这样煮出来的馄饨，不像传统包馄饨那样紧实，略显稀松，但肉馅绝不会散落，煮好的馄饨如云朵一般。

码好的碗里事先放好了紫菜，当热气腾腾的馄饨倒入碗里时，紫菜静悄悄地浮上来，慢慢散开，随波荡漾，飘逸感十足。在这里，紫菜虽然只是一个小小的配角，但丰富了色彩，紫白相配，十分雅气。

紫菜也是另外一些食品的好伴侣，如"饭团""手卷""寿司"，无不是用紫菜当外包装，既可固定食材，本身也可食用。

◎ 寿司

寿司是用寿司醋调味过的饭团，加上生鱼片、海鲜、鸡蛋、蔬菜等。常用长方形的紫菜，平放案板处，铺上米饭及馅料，用竹片卷成长条状。一定要卷得比较紧实，不能松垮。再切成一段一段的，吃起来很方便。寿司五颜六色，摆在盘中，十分好看。

◎ 饭团

饭团是用紫菜包住米饭即可，一团一团的，不像寿司那样拘于固定的形式，形式多样，圆形、方形、长方形等，里面可以放一些鱼酱、肉松、蔬菜或咸菜等。

◎ 手卷

手卷也是用紫菜作为包裹食材，其内容物随意，可以放入鱼肉、黄瓜条、胡萝卜条、三文鱼酱、金枪鱼酱、核桃仁或其他坚果，然后用紫菜卷成圆锥形，放在盘中或手卷架上就可以吃了。包手卷前，紫菜最好用微火烤一下，使口感松脆。

无论是做馄饨、做寿司，还是做汤、做菜，都可以用紫菜来提鲜，以丰富口感，纯天然，比味精好多了。

多数情况下，紫菜绝对称不上主角，但是如果没有紫菜甘当配角，上述食品要样没样，要味没味，就不完美了。

什么时候，紫菜可以当主角呢？一般是在治疗疾病的时候。

紫菜味甘咸，性寒。古代南北朝梁代陶弘景编著的《本草经集注》记载紫菜"治瘿瘤结气"。明代李时珍在《本草纲目》中指出"病瘿瘤脚气者宜食之（紫菜）"。用于治疗时，紫菜可以做成汤，或者直接吃海苔。

海苔是选取条斑紫菜为原料加工而成的，实际上就是"调味的烤紫菜"。紫菜经过漂洗、脱水和烘烤工艺后，质地脆嫩，加入食盐和其他调料，口味更好。

人们习惯把紫菜和海带进行比较。的确，紫菜和海带有的地方挺像的。二者都是海中藻类，都含有丰富的碘，都可以用于防治"瘿瘤"，即"地方性甲状腺肿大"，俗称"大脖子病"。我国古代医书就有记载，二者性味均为甘咸，寒，具有化痰软坚、清热利水的功效。除治瘿瘤外，还可以治脚气、水肿、淋病、咽喉肿痛、咳嗽等症。

紫菜和海带有什么区别呢？

其一，科属不同。

紫菜生长在浅海地带的岩石上，属红毛菜科植物，叶片又薄又细。

海带生长在低温海水区域中，属褐藻海带科植物，叶片宽大，带长几米，甚至十几米。

其二，成分不同。

每 100 克干紫菜含蛋白质 26.7 克，并含有较多的矿物质，如含钙 264 毫克、维生素 E 228 毫克、维生素 C 34 毫克。

每 100 克海带含蛋白质仅 1.8 克，并含有一些矿物质和维生素，如钙 341 毫克、铁 4.7 毫克、维生素 A 39.2 毫克、维生素 C 33.3 毫克。

总体而言，紫菜的营养价值要高于海带。二者含钠均较多，紫菜钠的含量比海带还多一倍。肾病患者少食。

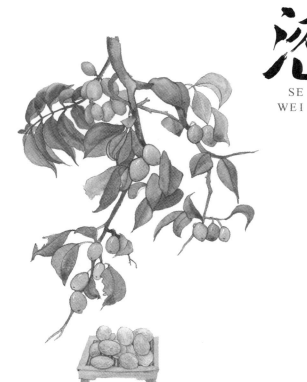

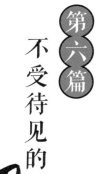

第六篇

不受待见的

涩味

SE
WEI

涩味小传

人们对味的喜爱和追求各有不同，仁者见仁、智者见智。

甘味是大众情人，人见人爱，粉丝众多；

咸味是亲人，离不开，永相伴；

辛味香气逼人，够刺激，爱也爱不够；

酸味爽口宜人，小清新，喜欢者也不少；

即便是苦味、淡味，这些比较特殊的味，也有忠实的追随者。

然而，涩味就不同了，喜欢的人还真不多，不受待见，鲜有粉丝。

不喜欢就不喜欢吧，有用就行，涩味究竟有什么用呢？

一、"止"也

涩味多与酸味伴行，这在水果一族体现得尤为明显，未成熟的水果大都有酸酸涩涩的感觉，如石榴、柿子、青果、梅子、杏子等。

涩味的表面意思是"不光滑""不顺畅""不通畅"，进而有"收敛"和"止"的作用。

按照常理，"通"是合理的常态，做人要通达、做事要通达，身体更是要通达。气机通畅、血脉通畅、经络通畅、水液运行通畅，身体才健康。怎么能反其道而行之呢？岂不谬误。

非也。这个"涩"不是用于正常生理状态，而是用于抵抗人体的病理状态。例如：

涩味作用于"肺"，则涩味有敛肺、止咳、平喘等功效，适用于咳嗽、气喘等上逆证。

涩味作用于"脾"，则涩味有健脾、止泻的功效，适用于脾虚泄泻等症。

涩味作用于"肠"，则涩味有涩肠止泻的功效，适用于下行之病，如泄泻、痢疾等病。

涩味作用于"肾"，则涩味有补肾固精的功效，适用于肾虚遗精、遗尿等症。

总的来说，涩味的"收敛""收涩"作用还是比较好理解的。

二、"补"也

涩味的深层含义还有"补益"作用。前面说涩味是"止"也，怎么又和"补益"联系起来呢？看似奇怪，实则蕴含着深刻的道理。

生活中，我们可以看到一些人特别聪明，非常能干，白天在单位上班、晚上在家写文章，周末上电视做讲座，或者飞到外地讲课，日夜忙碌，生活就像永动机一样的转动不停，结果健康受损、疾病缠身，身体过早地衰老了。这是因为身体内的"精""气""神"过度消耗所致。

中医认为"精""气""神"是人体三宝。

"精"是构成人体生命活动的物质基础。"精"主要有三种功能：其一，生长作用，促进婴幼儿、青少年的生长发育；

其二，滋养作用，水谷之精滋养五脏六腑和四肢百骸；其三，生殖作用，生命的原始物质是生殖之精，以繁衍后代。

人的精气旺盛，则思维敏捷；精气不足，则思维活动就迟钝。由于心主血、肝藏血、脾为气血生化之源、肾藏精，所以这四脏都与精血有密切的关系。

"气"是维持人体生命活动的精微物质，人的生命活动需要"气"的推动。"气"的功能如下。

一是推动作用。人体的生长发育，各脏腑、经络、组织器官的生理活动，血液的生成与运行，津液的输布和排泄，都离不开"气"的激发和推动。如果"气"虚弱不足，推动无力，人就会出现早衰、发育不良、生命活动处于虚衰状态等情况，从而发生一系列的疾病。

二是温煦作用。"气"是人体热量的来源。人体能维持正常的体温，是与"气"的温煦作用密切相关的。如果阳气不足，产生的热量不够，人就会出现四肢不温、畏寒怕冷、体温降低、脏腑功能减弱等情况。

三是防御作用。"气"能护卫肌表，防御外邪侵犯，又能与入侵之病邪作斗争，把病邪驱出机体。如果"气"的这一功能不足，不能抵御外邪，外邪就很容易侵入人体，造成疾病的发生。

四是固摄作用。主要是指"气"能对血、精、津液等液态物质起到统辖、固摄、防止流失的作用，还能够对脏器发挥固定的作用，维护脏器在体内的位置和稳定。如果"气"的固摄功能减弱，就会导致身体出现出血、自汗、遗尿、泄泻等病症。

"神"，古称"神明"，也称为"神志"，是人体精神、意识、思维、运动等一切生命活动的主宰者，"神"的物质基础就是"精"。"神"一切活动需要肾脏的先天之"精"

打基础，以及脾胃后天之"精"的及时补充。"神"充足，表现为精神抖擞、满面红光、神采飞扬、头脑清楚、反应机敏、睡眠好。"神"不充足，表现为精神萎靡、无精打采、神色暗淡、皮肤粗糙、头脑迷糊、反应迟钝、睡眠较差。

中医养生的核心在于保藏"精""气""神"，三者密不可分。"精"可化"气"，"气"可化"精"。

"精""气"养"神"，而且"神"则统领"精"与"气"。"精""气""神"足的人，能吃、能睡、能干活，身体健康且长寿。"精""气""神"充盈、旺盛，则身体健康，较少得病。即使患病，也会很快康复的。反之，如果生活起居没有一定的规律，饮食、劳逸没有节制，就必然耗伤人体的"精""气""神"，减弱抵抗病邪的能力，容易发生疾病。正如《素问·上古天真论》所说："精神内守，病安从来。"

由上看出保藏"精""气""神"的重要性。涩味有固涩、顾护"精""气""神"不外泄的作用，从这个意义来说，进而有补益和滋养作用。

补心：涩味有养心安神的作用，适用于心气不足、失眠多梦、心悸心慌等症。

补肺：涩味有补益肺气的作用，适用于肺气虚弱、咳嗽无力、气喘等症。

补脾：涩味有健脾益气的作用，适用于脾胃虚弱、不思饮食等症。

补肝：涩味有滋养肝血的作用，适用于肝血不足、头晕、面白、乏力等症。

这类涩味食物有莲子、百合、芡实、白果、核桃等。

青涩之果

在商店的休闲食品柜里，顾客经常可以看到一类小食品，它的样子是黄褐色、椭圆形、中间鼓、两头尖，整个就是橄榄球的缩小版。它的味道嘛，有甜的，有咸的，甚至还有辣的，很受人们的喜欢。可是，这根本不是最初的样子，它本青涩。

这种果实生在南方、长在南方，像广东、广西、深圳、台湾、福建、四川、浙江等地都有适合其生长的土壤。以福州的产品最为出名，早在唐代就被列为献给皇上的贡品了。

刚成熟时，它的外表颜色是青绿的，表皮是光滑的。很快颜色就变成黄色，皮上起了皱纹，甚至有了黑点，这时就不新鲜了。它的味道又酸又涩，因此被人称为"青果"，这个名字很好地反映了它的特征——青青之色，青青之涩。

人们一说保护嗓子，马上想到的就是胖大海，很少有人想到青果。其实，青果对保护嗓子大有好处。

就说利咽开音吧，青果一点也不比胖大海差，"老胖"能做到的事情，它也能做到。明代著名医学家李时珍在《本草纲目》提到青果，说它"生津液，止烦满，治咽喉痛"。而且胖大海是中药，经常吃会有副作用，容易造成慢性腹泻。而青果可食可药，安全性好。

像教师、主持人、播音员、售票员、歌唱演员等用嗓子多的人士，最好随身带着青果。平时经常把它放在嘴里含服，或者用开水冲泡，温浸片刻，代茶饮，保护嗓子，挺管事的。

青果可以鲜用，也可以晒干打碎用。它的性质偏寒凉，"治一切喉火上炎"。如果出现风热或热毒导致的咽喉肿痛，可以喝"青果饮"。如果出现咽干口燥、烦渴音哑等肺燥症状，可用"青果膏"治疗。但是"青果膏"起效慢，久服才能生效。

南方，如广东、广西、福建、台湾等地，做鱼菜时，也

青果饮

取刚摘下来的青果 3～5 枚，洗净，置于小锅中，加水大火煮开后，改用小火煎煮 15 分钟，倒入茶杯中，代茶饮，徐徐饮服。如果觉得太酸，可以调入一点冰糖，口感会好些。

青果膏

取鲜青果 500 克，放入锅中，加清水，上火，煎煮 15 分钟，取汁留渣，如此反复 3 次，再将 3 次的汁液混合在一起，小火煎煮至浓缩黏稠时，兑入蜂蜜，待凉，装瓶。每次 1 勺，开水冲化，饮服，每日早晚各 1 次。蜂蜜味道甘甜，滋润性好，有润咽喉的作用，可以增强青果的利咽作用。

会放几个青果。据《滇南本草》记载青果"生津止渴，利痰，解鱼毒、酒积滞，神效"。《本草纲目》曰其"能解一切鱼、

鳖毒"。

青果也称为"橄榄"，作为鲜品，口感是差了一点。如果嫌不好吃，可以用不同的调料腌制，目的是去除酸涩之感，改善风味，增加食养和食疗作用。腌制后的橄榄口感好，风味独特，大家可以根据自己的需要，选择不同的橄榄。

甜橄榄是用蜂蜜腌制的。蜂蜜甘甜，减弱了青果的酸涩，既可以滋润咽喉，又可以清热解毒，是橄榄常见的品种。

咸橄榄是用食盐腌制的。食盐可以清热、解毒、消炎，用于咽喉发炎最合适，也可以用于日常咽喉保健。

甘草橄榄是用甘草汁腌制的。生甘草清热解毒、清利咽喉；炙甘草是用蜂蜜加工炮制而成的，增强了润肺止咳、补脾益气之力。

辣橄榄是在咸橄榄的基础上，加了少量辣椒腌制的。嗜辣者很喜欢吃。可是当嗓子发炎疼痛时，就不能吃辣橄榄，否则越吃越上火，越吃嗓子越疼。

五香橄榄是用甘草、大茴香、小茴香、桂皮、丁香及食盐等多种调料腌制而成的。本品香气浓郁，咸鲜可口。

青果（橄榄）还有一个名字，叫"谏果"。

据明代徐光启《农政全书》记载："橄榄，一名青果，一名忠果，一名谏果。生岭南及闽、广州郡。"在该书的"农桑通诀"中也云："其味苦酸而涩，食久味方回甘，故昔人名为谏果。"初食青果时味道涩涩的，久嚼后，慢慢出现几分甜味，有苦尽甘来之意。人们用此比喻忠谏之言，虽然"忠言逆耳"，听起来不太舒服，但有利于进步和成长。

历史上青果（橄榄）福建产量最多，以前福建侨胞多在海外漂泊，思念故乡时，常会在家里奉供着青果，经常看看，福气就到。所以，也被称为"福果"。

如此看来，千万别小看了这个南方小果。无论是刚熟的涩涩"青果"，还是腌制后的美味"橄榄"；无论是逆耳忠言的"谏果"，还是供奉保佑百姓的"福果"；对人们都是有益的，大家不妨品尝品尝，吃青果，福气多。

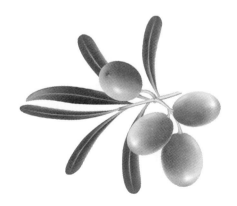

马齿苋的记忆

对马齿苋的印象是从小学开始的。大约在小学四年级时，夏天放学后，老师就带我们到公园去采马齿苋。

马齿苋一般生长在公园或路边的向阳处。马齿苋的叶子是绿色的，茎是紫色的，叶片扁平、肥肥厚厚、呈卵形，形似马齿状。马齿苋的茎很长，趴在地面上，向四周伸延，一拔就可以带出一串来，同学们采得可高兴了，丝毫不觉得累，经常搞到傍晚才回去。

回去后，不能马上回家休息，先要把马齿苋交给街道医疗站的叔叔阿姨们。他们摘去马齿苋上面的泥土和杂物，用清水反复冲洗，洗净后，放入一个大锅中加水煮汤，大火煮开后，改用小火继续煮20分钟。停火时把马齿苋捞出来，留取汤汁。然后，让学生挨家挨户去敲门，通知街道居民拿着茶壶或锅去取马齿苋汤。据医疗站的工作人员介绍说，让居民喝马齿苋汤，就是为了预防夏季高发的肠道病，如肠炎、痢疾等。听了这番话，我们小学生觉得自己干了一件大事，很自豪，下次干得更带劲了。

大学毕业后，我分到北京中医药大学东直门医院内科工作，1984 年夏天接到院里的通知，让我到肠道门诊工作。我感到很奇怪，医院科室已经很多，为什么还要单独设置肠道门诊？原来，夏天湿热毒邪盛行，肠炎、痢疾、霍乱等肠道传染病多，所以，每年夏天的 6 ～ 8 月医院单设肠道门诊，一旦发现痢疾、霍乱患者，立即报告上级单位，并通知患者所住的街道，对患者进行隔离，及时控制这些病传播扩散，有利于早发现、早预防、早隔离、早治疗。

在肠道门诊工作期间，我也建议有肠道传染病接触史的高危人群在家喝马齿苋汤，预防在先。因为，马齿苋味酸涩，性寒，入肝经、大肠经。酸涩能收敛，性寒则有清热解毒、凉血止痢之功，为治痢疾的常用药物。马齿苋也是天然的抗生素，对大肠埃希菌、痢疾杆菌、伤寒杆菌、金黄色葡萄球菌有显著的杀菌作用。

马齿苋非常便宜，在菜市场鲜的马齿苋两三元就可以买一大堆。中药店里是干品，100 克才 3.6 元，真正的物美价廉。

马齿苋以嫩茎叶供食用，味道酸酸的，还有一点涩味，不好吃，但也不难吃。除了煮汤喝，还可以凉拌、清炒、做包子，或晒制成干菜。

凉拌马齿苋

取鲜马齿苋150克，洗净，在开水锅中焯一下，捞出，切成段，放入盘中，待凉，加入少许食盐、米醋，拌匀，即可食用。焯的时间不宜长，以免药效物质浸入水中流失。

蒜炒马齿苋

取马齿苋 150 克，洗净，切成段，备用。锅中放入少许油，烧热后，放入大蒜瓣煸香，放入马齿苋翻炒至熟，用适量食盐调味，即可出锅，装盘。

在上述菜品中加入的调料是有讲究的，有共性。醋或大蒜皆为温热之性，马齿苋性质偏寒，搭配在一起，可以减轻马齿苋的大寒之性，起到寒热协调，阴阳平衡的目的。

马齿苋不仅可以素食，也可与荤食相配。湖北有一道传统名菜叫"长命菜蒸肉"，实际就是"马齿苋粉蒸肉"，即用马齿苋和猪肉搭配制作的。

长命菜蒸肉

取猪五花肉 250 克，切成块；马齿苋 250 克，切成段；米粉、葱段、姜片、食盐、酱油适量。将猪肉、马齿苋、葱、姜、食盐、酱油拌匀，裹上米粉，上锅蒸，大约蒸 1 个小时，肉熟烂即可停火。

马齿苋落地生根，生命力强，又称为"长命菜"。马齿苋营养丰富，茎叶中含有多种矿物质，如钙、磷、铁等，以及维生素 C、胡萝卜素等营养成分。马齿苋的突出优点是 ω-3 脂肪酸含量较多，能抑制胆固醇的吸收，降血脂，有利于防治心血管疾病。

"长命菜蒸肉"这道菜，猪肉带有马齿苋的清香，马齿苋中饱含猪肉的滋润，还有米粉柔糯的谷香，荤素搭配，营养丰富。此菜在民间习惯作为洗儿宴上的主菜，借此祝福孩子长命百岁，鹏程万里。

据古今文献记载，马齿苋疗病不仅仅局限于肠道疾病，还可以治疗湿疹、皮炎、痤疮、蚊虫叮咬，泌尿系感染如尿频、尿急、尿痛，妇科病如盆腔炎、阴道炎等，小儿钩虫病，心血管疾病等。

吃马齿苋需要注意几个问题：马齿苋为寒凉之品，脾胃虚寒、胃疼、胃脘不舒者少食；马齿苋性质滑利，有"滑胎"的作用，孕妇应慎吃马齿苋。

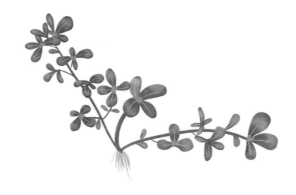

秋天里的银杏

　　著名作家老舍先生尤其喜欢北京（北平）的秋天。"中秋前后是北平最美丽的时候，天气不冷不热，昼夜的长短也划分得平均。没有冬季从蒙古吹来的黄风，也没有伏天里挟着冰雹的暴雨。天是那么高，那么蓝，那么亮……西山北山的蓝色都加深了一些，每天傍晚还披上各色的霞帔。""北平之秋就是人间的天堂，也许比天堂更繁荣一点呢！"（《四世同堂》）

　　七八十年过去了，北京的秋天更美丽。除了蓝蓝的天、白白的云、红红的黄栌、绿绿的松柏之外，还多了片片金黄。

　　我国自古就有栽种银杏树的传统。银杏树是植物化石，生长期慢，千年种植方显其价值，历久弥坚。以前，北京也有银杏树，但大多局限于寺庙古刹，如海淀区的"大觉寺"、门头沟的"潭柘寺"，石景山的"八大处"，怀柔的"红螺寺"等。古银杏树一般都是雌雄并列，相依相伴。但总的来说，以前的银杏树规模小，星星点点，不成气候。

　　中华人民共和国成立以后，北京的银杏树种植面积扩大了许多，市里的银杏观赏地有地坛公园、使馆地区、一些大学校区、钓鱼台国宾馆等，以奥林匹克森林公园种植面积最大。北京郊区也都有大面积银杏种植，已经蔚然成林。

银杏的叶子呈扇形，叶脉细密，丝丝可见，显得清雅秀气。如果晒干、压平，做成书签，也是不错的选择。

入秋，银杏树的叶子由绿转黄，在阳光的照射下，银杏叶子映衬得金灿灿的，满是秋意。

20世纪70年代以前，银杏叶一直被当作废物任其飘落。后来发现叶子有很好的药用价值。它的味道微苦、涩，性质平和，具有敛肺平喘的功效，可用于治疗咳嗽无力、气喘、上气不接下气的肺虚咳喘。银杏叶还能活血止痛，现代研究其主要功效成分为银杏黄酮，可降脂、扩张血管，用于治疗高血脂、高血压、冠心病、心绞痛、脑血管痉挛等。现已开发出来的产品有银杏叶茶、银杏叶片、银杏叶注射液等。

居家可以取银杏叶5～10克，水煎服或泡茶喝。药店里也有卖银杏叶片剂，需要在医生指导下服用。

秋天是收获的季节，除了银杏叶外，还可以收获银杏果。日渐丰满的银杏果沉甸甸地挂在树上，有些个大的银杏果等不及人们采摘，自己就纷纷往下掉，掉到满地都是，有心的人们仔细地一个个捡起来，带回家中。

银杏处理比较麻烦，银杏的外种皮为橙黄色，比较厚实，肉质感强，但是味道有点臭，一般人会把外种皮给扔了（其实外种皮细胞中含有叶绿素、单宁和类脂）。将银杏剥开肉质的外种皮后，才露出果实的真实面目，外面有一层坚硬的果壳，呈白色，所以又称银杏为"白果"。洗净，略煮一下，烘干，收储，随用随取。

民间常将银杏用盐水烹炒或烘烤至熟，当作小食品吃。

白果可制成多种菜点。烹饪用时，一般都需破壳，取出果仁，可以采用炒、烧、煨、炖、焖、烩、熘、蒸等多种烹调法。许多地方都有白果名菜，如孔府菜的"诗礼银杏"、四川青城的"白果猪肘炖鸡"、广西的"白果羹"、云南的"白果炖小肠"等。此外，还可制成甜白果、炒白果等作为点心，如"蜜汁白果"。

秋天是收获的季节，也是多事的季节，呼吸道疾病发病率高，如上呼吸道感染、支气管炎、肺炎、支气管哮喘等病，出现咳嗽、咳痰、哮喘等症状。银杏正好派上用场。

银杏味甘、苦涩，性涩而收，能敛肺定喘，且兼有一定化痰之功，为治喘咳痰多所常用。哮喘病情复杂，如单用银杏略显势单力薄，最好配伍不同的原料，以增强其平喘的效果。如遇到连呼带喘、喉中有痰鸣音的患者，可以试一下"银杏橘子皮汤"。银杏尽管兼有一定的化痰的功效，但是不太强，加上化痰较强的橘子皮，效果就会好得多。

银杏橘子皮汤

取银杏10克、干橘子皮10克(鲜橘子皮用30克)，放入锅中，大火烧开后，改用小火，继续煮20分钟。

遇到老年人虚喘，动则气喘、无痰者，可以搭配核桃仁等以补肾纳气、敛肺平喘，注意核桃仁要带皮吃；如是肺肾两虚之虚喘，配五味子、胡桃肉等以补肾纳气、敛肺平喘。

注意：银杏有毒，过食银杏可致中毒，出现腹痛、吐泻、发热、紫绀及昏迷、抽搐，严重者可因呼吸麻痹而死亡。白果一般一次不宜超过10克，小儿尤其应当注意减量。

石榴和石榴皮

　　秋天是收获的好季节。许多水果都成熟了，石榴、柑子、橘子、橙子、柚子、苹果、柿子、大枣、山楂、栗子纷纷上市。

　　一年一度中秋到，除了粽子外，还得买些水果。我望着超市里品种繁多的水果，犹豫起来，这时石榴映入眼帘。售货员看到我眼睛停留在石榴上，就说："买大石榴吧，这可是福果呀"。回到家，老人看买了石榴挺高兴，说中秋节吃石榴是好兆头。

　　石榴成熟的季节在中秋、国庆两大节日期间，是馈赠亲友的佳品。石榴的色彩鲜艳，种子多多，颗粒饱满，象征着多子多孙、子孙满堂、和和美美。在家中摆放几个红黄色的大石榴，代表着喜庆欢乐、吉祥幸福，看着就乐呵，看着就高兴。

　　石榴长得比较特别，虽属于浆果，但与葡萄、猕猴桃、杨桃等浆果不太一样，是一种奇异的浆果。石榴的个子最大的直径可达十几厘米，人称大石榴。

　　石榴的外种皮肉质半透明，多汁；内种皮革质。成熟的表皮鲜红或粉红夹黄，种粒丰满饱满，经常会涨得果皮裂开，露出晶莹剔透的果粒。虽然吃的时候得用手一粒一粒拨，比较麻烦，但酸甜的果粒、丰盈的汁液，感觉还是很不错的，喜欢石榴的人也不少。石榴不仅好吃，而且营养丰富。

石榴有甜石榴和酸石榴之分。

甜石榴：味道以甘甜为主，果实中含有维生素 C、B 族维生素、有机酸、糖类、蛋白质、脂肪，以及钙、磷、钾等矿物质。据分析，石榴果实中含水 79%、糖 13% ~ 17%，维生素 C 的含量是苹果的 1 ~ 2 倍，而脂肪、蛋白质的含量较少。石榴气味清香，生津止渴，倘若为了好吃，大家尽可能去选甜石榴。

酸石榴：味道比较酸，喜欢的人少多了，然而酸石榴的药效比甜石榴强多了。中医常酸涩并称，酸味食物也具有涩味的收敛之功。酸石榴擅长收涩，可辅助治疗滑泻、咳嗽、久痢、带下等。酸石榴还能"解渴，醒醒"（《随息居饮食谱》）。如果有这方面需求的话，就选用酸石榴。

宁嗽定喘饮
（《医学衷中参西录》）

生怀山药 50 克，甘蔗汁 30 克，酸石榴汁 18 克，生鸡子黄 4 个。先将山药煎取清汤一大碗，再将甘蔗汁、酸石榴汁和鸡子黄调入。分 3 次温饮之。不可过热，过热则鸡子黄熟而效大减。可润肺止咳，适用于津液重伤而致肺燥干咳不止，缠绵不愈，渐至咳喘并发，口干舌燥。

痰热壅塞，以及外感邪气的咳喘病忌食。

如何分别甜石榴和酸石榴呢？凡果形不整、粗糙、果嘴合拢的多为甜石榴；凡果形规整、果皮光亮、果嘴向外张开的多为酸石榴。

许多水果的皮都是中药，石榴皮亦然。石榴皮涩味十足，是一味典型的中药，擅长收敛，列在"收涩药"的门类。现代药理研究其含有鞣质，故具有收敛作用。

果皮煎剂对金黄色葡萄球菌、史氏及福氏痢疾杆菌、白喉杆菌均有杀灭作用，对霍乱弧菌、伤寒杆菌、铜绿假单胞菌及结核杆菌等有明显的抑制作用，对病毒（如流感病毒）、皮肤真菌也有抑制作用。

石榴皮含有石榴皮碱，对人体的寄生虫有麻醉作用，是驱虫杀虫的重要药物，可用于治疗虫积腹痛、疥癣等。

石榴皮"止"的作用特别强，单味使用就能治病。如《本草纲目》记载"治泻痢，下血脱肛，崩中带下"。

一般把石榴皮掰成小块，晒干，收储，以备需用。

遇到泻痢时可用石榴皮。石榴皮专入大肠经，酸涩收敛，擅长涩肠道、止泻痢，是治疗久泻、久痢之常用药物。可单用煎服，或研末冲服，亦可配肉豆蔻等物同用；若配伍山药等药，可治久泻久痢体虚者。

遇到出血可用石榴皮。本品能收敛止血，治崩漏及妊娠下血不止者，如石榴皮汤（《产经方》）。治疗月经过多，大便出血，可单用煎服；也可取干石榴皮 10 克（鲜品加倍），煮汤喝；或配伍槐花等同煎服。

遇到男子遗精时可用石榴皮。

遇到女子带下多时可用石榴皮。

如果治疗不愈，就要及时上医院，请医生诊治，综合治疗，以免耽误病情。

为什么是乌梅

夏季天气炎热，口渴难耐，市面上的饮料特别多，琳琅满目，目不暇接，其中酸梅汤深受老百姓的喜爱。

说起酸梅汤，我国很早以前就有了记载。《格致镜原》卷七十四提到的"地理志洪州土贡梅煎"就是一种古老的酸梅汤。宋末元初的《武林旧事》中也提到"卤梅水"。在清代，经御膳房改进升格为宫廷御用饮品，被誉为"清宫异宝御制乌梅汤"，能除热送凉、祛痰止咳、生津止渴，给炎热的夏天带去清凉。

后来，传入民间，于是大街小巷和干鲜果铺的门口随处可见卖酸梅汤的摊贩。那时的酸梅汤经营者不仅沿街叫卖和摆摊出售，以酸梅汤为主的店铺也不少，如天桥"邱家"、西单牌楼的"路遇斋"、东安门丁街的"遇缘斋"、前门外的"九龙斋"、琉璃厂路南的"信远斋"，都是知名店铺。

进入二十世纪，酸梅汤走进工业化生产时代，出现了各种酸梅汤，成品包装以瓶装的为多，散装的也有一定市场，不少餐馆、饮品店都有自制的酸梅汤。

酸梅汤是一种以乌梅为主料调配而成的饮料。它有点酸、有点甜，细细品来还略带一丝烟熏味，喝了特别解渴。

曾经，有一个学生下课后追着我问："老师，酸梅汤为什么不用一般的梅子制作，而非用乌梅制作？"我说："问得好，问到了酸梅汤的关键问题，你用心了。"

　　为什么这样说呢？按理说，酸梅汤应该直接选用梅子，梅子的酸味纯正，再加一点冰糖直接调配成酸甜口味就可以了，制作简单，口感好。

　　而乌梅是什么？乌梅是将蔷薇科植物梅的近成熟果实采收来，以烟熏或烘干而成的，主产于浙江、福建、云南等地。夏季果实近成熟时采收，低温烘干后焖至皱皮，色变黑时即成，去核生用或炒炭用。乌梅颜色乌黑，不如鲜梅子好看，还带有烟熏的味道，不太好吃。《本草纲目》说："梅实采半黄者，以烟熏之为乌梅"。

　　乌梅主要含柠檬酸、苹果酸、琥珀酸、酒石酸、碳水化合物、谷甾醇、蜡样物质及齐墩果酸样物质。

　　经过熏烤后的乌梅，除了有鲜梅子生津止渴的功效外，还增加了涩味，收敛之性进一步加强。夏天酷暑，热气蒸腾，迫使人体内的津液不断外泄，不停地出汗，这样才能把体内的热排出去。可是如果汗出太多就会导致津液亏损，出现口渴喜饮、心烦意乱、小便短赤等现象。另外，出汗多不仅伤津，而且伤气。因为大量出汗之后，往往气也随着津液外泄，从而导致气虚，出现神疲乏力、少气懒言的症状。暑热耗伤津气太过，导致气阴两虚，甚至可使人猝然昏倒即"中暑"。喝了收涩的酸梅汤，就可以收敛津气，预防身体的汗液过度外泄，还能及时补充水分和糖分。

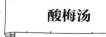

酸梅汤

取乌梅、乌枣、山楂、陈皮各适量放入锅中，加入清水，大火煮开后，改用小火煮 20 分钟后，即可停火，以冰糖调味。

乌梅：味酸涩，具有生津止渴、敛汗、敛肺气的作用。

乌枣：不是黑枣，而是用红枣熏制过的，味甘性温，能滋补肝肾、生津润燥，增加补益作用。

山楂：味酸，具有消食、助消化的作用，尤其夏天不思饮食时，用其开胃甚佳。

陈皮：是由橘皮炮制而成的，味苦、辛，性温，入肺经、脾经，具有理气健脾、燥湿化痰的功效。

四物搭配在一起，生津止渴、收敛肺气、健脾理气、酸甜可口。如果为了好喝，还可以加桂花或桂花糖。

乌梅酸涩，上可入肺，生津止渴，敛肺气；下可入肠经，有良好的涩肠止泻痢作用，用于夏天多发病腹泻正得其时。如《太平圣惠方》的乌梅丸，以乌梅为主药，可用于伤寒下痢腹痛。

需要注意的是，酸梅汤不是人人都可以畅饮的，本品含糖多，糖尿病患者少喝、肥胖患者少喝；本品收敛，感冒未清者少喝、内有实热积滞者少喝。

柿子冰淇淋

以前，北方冬天水果很少，柿子是难得的一种。冬天，能吃上柿子是一件很让小孩子们高兴的事。

北方的柿子主要有两类，一类是大柿子，大而扁，一斤也就两三个，熟透时柿子质地由硬变软；另一类是小柿子，小而高，叫做"高庄柿子"，大约只有大柿子的一半大小，小巧玲珑，这种柿子又脆又甜。

一般如果柿子是硬的，说明还不够成熟，常常要把它放在米缸里催熟，这期间，需要耐心地等待，再馋嘴的小孩也不会去偷吃它，因为未成熟的柿子吃起来太涩了。

我对柿子情有独钟，是因为家传的"柿子冰淇淋"。这种"柿子冰淇淋"市面上没有卖的，是由母亲指导、孩子自己动手做的。

冬季到，天气寒冷，北风"呼呼"地吹，气温降到零下十几度。这时母亲就布置任务，让我们把买来的大柿子一个一个地摆放在北面的窗台上冻着。过了几天，待柿子结冰变硬，形成名副其实的"冻柿子"。

临吃时，每次取 3 个冻好的柿子，放在室内，待到柿子变软时，洗净，去皮，放到碗中，加入 3 勺奶粉，搅拌均匀，

"柿子冰淇淋"就做好了。柿子里面的冰碴与奶粉混在一起，冰爽、甘甜，带有奶香味，真可以和外面卖的冰淇淋相媲美。柿子中的"舌头"有嚼头，尤为好吃。

做"柿子冰淇淋"的奶粉最好是全脂奶粉，有脂肪、有油性，口感好。如果是高血脂、冠心病患者或肥胖的人则需改用脱脂奶粉，以减少脂肪摄入，虽然口感上略差一些，但不容易使血脂升高。本品可以润肺、清热、利咽、止痛，由于有冰碴子，更增加了清热利咽的作用。遇到咽喉疼痛时，先判断一下寒热。如果是嗓子干疼、红肿，兼具口干舌燥等症状，属于热证，可以含服"柿子冰淇淋"。

现在冬天天气变暖，北京的温度基本都在零度以上，柿子根本冻不上冰，没有冰碴的柿子即便加了奶粉也不好吃。当然也可以利用冰箱做冻柿子，但总感觉缺少了自然冰冻柿子的味道。

柿子买来时有的还没熟透，未成熟果实含鞣质，吃起来又硬又涩。涩柿子吃起来不好吃，治病倒是一把好手。柿子味甘、涩，性寒，归肺经。《证类本草》提到"日华子云：柿，冷。润心肺，止渴，涩肠。疗肺痿心热嗽，消痰，开胃。亦治吐血。又云干柿，平。润声喉，杀虫"。《本草纲目》中记载："柿乃脾、肺血分之果也。其味甘而气平，性涩而能收，故有健脾涩肠、治嗽止血之功。"柿子对脾虚泄泻、咳嗽、咯血均有一定效果。

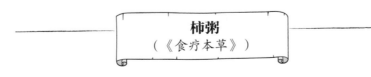

柿粥
（《食疗本草》）

取干柿末20克，粳米50克。将粳米洗净，放入锅中，加水适量，武火煮开后，改用文火继续煮至米将熟时，放入柿子末，稍煮几沸，拌匀即成。空腹食用，每日2次，可清热润燥、健脾止痢。

此粥可治小儿秋痢。柿子味甘涩、性凉，作用于心经、肺经、大肠经，有清热解毒、涩肠止泻之功。粳米味甘、性平，益脾胃而易消化，与柿相配，标本并治，共同清热润燥、健脾止痢。

尚处于哺乳期的婴儿，可由乳母食此粥，效同。

如果是当水果吃，还是等柿子成熟或催熟比较好。可以把它放在米缸里催熟，等成熟变软后再吃。现在家里大都没有米缸，可以与其他水果放在一个塑料袋里，把口扎起来，放几天也能变软退涩。

柿子质软易烂，不耐贮存，人们就做成柿饼。柿饼表面有一层白色粉末，叫做"柿霜"，主要是由内部渗出的葡萄糖凝结成的晶体构成。这些晶体并不易与空气中的水分相结合，因此柿饼表面通常会保持干燥，这也有利于柿饼的保存。中医认为"柿霜"具有涩肠、润肺、止血、和胃等功效。如遇到饮食懒进、虚热劳嗽及一切阴虚之证时，可用"珠玉二宝粥"（《医学衷中参西录》）。

珠玉二宝粥

生山药60克，薏苡仁60克，柿霜饼18克。将山药、薏苡仁洗净，捣成粗粉，一同放入锅中，加水适量，大火煮开后，改用小火继续煮至米熟烂时，放入切碎的柿霜饼，稍煮几沸，融化，即成。

山药味甘、性平，入肺经、脾经、肾经，有补脾养肺、固肾益精之效，为肺脾二脏要药。薏苡仁性微寒，味甘、淡，入脾经、胃经、肺经，利湿健脾、清热排脓。山药、薏苡仁皆清补脾肺之药。单用山药，久则失于黏腻；单用薏苡仁，久则失于淡渗，唯等份并用，乃可久服无弊。柿霜饼，即柿霜熬成者，因柿霜白而净者甚少，故用其熬成饼。柿霜之凉可润肺、甘能归脾，以之为佐使，患者服之不但疗病，并可充饥。三味配在一起，可以滋阴润肺、健脾益气。

吃柿子不宜空腹，否则可能会引起"胃柿石症"。柿子含有大量的柿胶，当空腹进食柿子时，柿胶会与胃部分泌的胃酸在胃内凝聚成硬块，当硬块越积越大时，可能导致无法排出，医学上称为"胃柿石症"。

此外，患有缺铁性贫血和正在服用铁剂的患者不宜吃未成熟的柿子。因为这种柿子含有的一种物质会妨碍铁的吸收。

柿子所含维生素和糖分比一般水果高 1 ~ 2 倍。假如一个人一天吃一个柿子，所摄取的维生素 C 基本上就能满足一天需要量的一半了。柿子中含碳水化合物很多，每 100 克柿子含 72 克碳水化合物，其中主要是蔗糖、葡萄糖及果糖，这也是大家感到柿子很甜的原因。也因如此，糖尿病患者不宜吃柿子。

带皮的核桃仁

每年的秋天正是核桃收获的季节。好的核桃，个大圆整，肉饱满，壳薄，出仁率高，含有油量大，吃起来满口留香。核桃仁不仅吃着香，还有养生保健作用。核桃仁有补肾的作用。如《医学衷中参西录》认为核桃仁"为滋补肝肾、强筋健骨之要药"。《本草药性大全》曰其"补下元"。下元是指人体下焦的肾气。核桃仁含丰富的维生素 E，有利于抗氧化，有延年之功，"食之令人肥，润肌黑发"。核桃仁含有蛋白质、脂肪、维生素、矿物质等营养物质，这些都有利于大脑的发育和健康。

核桃仁紧连着一层皮，涩涩的，经常有人问吃核桃仁要不要去皮？这要看是什么情况，具体问题具体分析，不能一概而论。

一般情况下，还是带皮吃比较好。涩就能"固涩""收涩"，能保护人体的"精""气""神"不外泄，有利于养生保健、延年益寿。

核桃不仅养生保健，还能辅助治病。

◎ 止咳喘

有些老年人，经常气喘吁吁，动则喘甚，属肺肾不足之虚寒喘咳及肺虚久咳、气喘。核桃长于补肺肾、定喘咳，常与人参、生姜同用，治疗肺肾不足、肾不纳气所致的虚喘证。如《济生方》的人参胡桃汤，取人参、核桃仁煮汤饮服，治"胸满喘急，不能睡卧"。"治久嗽不止，以人参、胡桃、杏仁同用为丸服"（《本草纲目》）。

核桃葱白粥
（《随息居饮食谱》）

核桃肉 50 克，葱白 20 克，绿茶 20 克，生姜 10 克，粳米 100 克。将数物一同放入锅中，加水适量，武火煮开后，改用文火继续熬煮至米将熟时，放入切好的葱白段，稍煮几沸，即成。温酒送服，汗出则愈。

方中葱白味辛、性温，入肺经、胃经，有发表、散寒、通阳之效。《本草经疏》曰："葱，辛能发散，能解肌，能通上下阳气，故外来怫郁诸证，悉皆主之"。生姜味甘、性温，可散寒解表。核桃仁味甘、性温，入肺经，以温肺定喘。粳米味甘、性平，能健脾益胃。绿茶味苦、性凉，善清热，主伤寒头痛。诸料合用，而成疏散风寒、温肺定喘之方。本品不仅适用于风寒感冒，也可用于外感风寒喘证。如果有内热者可去生姜煮粥服食。

◎ 缩尿液

老年人日渐衰老，阳气虚弱，腰酸腿疼，小便频数，夜尿多。核桃仁可以温补肾阳，再用其涩味收敛尿液。但核桃仁效力较弱，多入复方。

什么时候不连皮吃呢？

烹饪用的核仁，为了好吃、为了好看，一般要把核桃仁的外皮去掉。一般用开水浸泡 5 分钟左右，就很容易剥去外皮了。

如果是肠道不通利，吃核桃则要去皮，以利润通肠道。核桃仁属于坚果，脂肪含量较多，滋润性强，可以润肠通便，用于中老年人肠燥便秘。直接食用，每日两三个即可。多食令人肥胖。

核桃好吃，核桃补肾，但肾脏病患者吃核桃也得分具体情况。

肾脏病（包括肾炎、肾结石）患者早期肾功能正常时，都可以吃核桃。

肾病失于治疗、病情加重、肾功能下降时，就不能吃核桃了。因为核桃属于坚果，含磷较高，每 100 克干核桃含有 294 毫克磷，肾功能差，不容易把磷排出去，就会造成血磷增高。高血磷往往合并低血钙，继发甲状旁腺功能亢进，导致肾性骨病，容易骨折、骨痛，并造成心血管风险增加。

另外，核桃性温，收涩，阴虚火旺、痰热咳嗽及便溏者不宜服用。

莲子羹

　　有莲花的地方就会有莲子。随着荷花的绽放，含有花蕊的花托在悄然长大，形成绿色倒伞状的"小房子"，人们形象地称为"莲房"，也叫"莲蓬"。莲蓬里面有数十个小孔，每个孔内住着一个椭圆形的种子，这就是本文的主角——莲子。

　　每逢七八月份，我就会到紫竹院的莲花池，坐着木船，近距离地看荷花、拍荷花，很是惬意。上船后，买几个莲蓬，剥出莲子，闻着清香、吃着甘甜，鲜鲜的、嫩嫩的。

　　鲜莲子的保质期很短，人们就把莲子剥出，除去果皮，干燥，晒干，贮存，以备需要时使用。

　　莲子有许多别名，诸如"藕实""莲实""水芝丹""泽芝"等。莲子味甘、涩，性平，入脾经、肾经、心经，功效为补脾止泻、止带、益肾涩精、养心安神。

　　作为中药的莲子也是，多以做羹汤用于食疗。羹汤就是炖煮后的汤汁，浓者为"羹"、稀者为"汤"。"羹"，加工精细，原料加减方便，很适合中医组方调配的需要。莲子与不同原料配合，可对不同组织脏器发挥补益作用。

◎ 睡眠不好

劳作一天，晚上睡觉就是人体休息充电、弥补消耗的过程。可是有的人就是睡不着觉，长期下去，身体消瘦，免疫力下降，健康受损，小孩不长个儿，老人易得病。

心的气血不足可以引起失眠，表现为多梦易醒、头晕目眩、面色无华、肢倦神疲、饮食无味、胸闷纳呆，舌淡红、脉细弱，宜补养心脾、益气养血，可食"莲子大枣羹"。

莲子大枣羹

莲子 50 克，大枣 3 枚。莲子放入锅中，加水炖煮。莲子不容易熟，煮的时间要长一些，待莲子熟时，放入大枣（事先去核，切成细丝），继续小火煮至莲子熟烂，即可停火。每日 2 次。

为什么要加大枣？因为大枣可以补气，又可以补血，气血双补、心神得养，一举两得。

◎ 心脏不好

有的人心悸、健忘、面色少华、舌质淡、苔薄白、脉细弱，这属于心血不足、心失所养，可食"莲子龙眼羹"。

莲子龙眼羹

莲子 50 克，龙眼肉 20 克。待莲子熟时，放入龙眼（事先切成细丁），继续小火煮至莲子熟烂，即可。每日 2 次。

龙眼肉也叫桂圆肉，味甘甜，擅长补血，可与益气补心的莲子很好地相配。龙眼肉比较热，有热象或阴虚内热的人不宜服用。

◎ 脾胃不好

有的人脾胃虚弱，出现食欲不振、脘腹胀满、身体消瘦、倦怠无力、大便泄泻等症，可食"莲子粥"。《本草纲目》："（莲子）交心肾，厚肠胃，固精气，强筋骨，补虚损……止脾泄久痢，赤白浊，女人带下崩中诸血病"。

莲子粥

莲子 50 克，粳米 50 克。将粳米洗净，放在锅内，小火炒至米粒呈微黄色，用擀面杖擀碎。将莲子与碎粳米一起煮，大火煮开后改为小火，煮至莲子、粳米熟烂，即可停火。每日 2 次。

本品甘可补脾、涩能止泻，既可补益脾气，又能涩肠止泻，而且容易消化吸收。病后胃弱，不能饮食者也可服用。

◎ 肾脏不好

有的人出现遗精、滑精、遗尿等症，这是由于肾虚精关不固所致，可食"莲子猪肉羹"。

莲子猪肉羹

莲子 50 克，猪肉 50 克。将猪肉洗净，切成肉末，用生抽腌制，备用。莲子放入锅中，加水炖煮。莲子不容易熟，煮的时间要长一些，待莲子熟时，放入肉末，继续小火煮至莲子熟烂，即可停火。每日 2 次。

莲子味甘而涩，入肾经而能益肾固精。猪肉味甘，"补肾液，充胃汁，滋肝阴，润肌肤，利二便，止消渴，起尪羸"（《随息居饮食谱》），不但补脾肾之气，还能补肝肾阴，二者珠联璧合。

莲子两瓣的中央有一个细细的嫩芽，看着好看，却苦涩难咽，这细芽叫作"莲子心"，取出，晒干，存储备用。莲子心有清心、降火作用，一般泡茶喝。

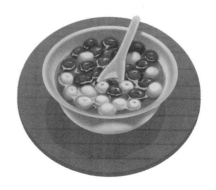

一碗鸡头米

在农贸市场或超市里都有一种食物叫做"鸡头米"，鸡头米虽然号称"米"，但非"米"也。因为谷物的米是出自禾本科植物的种仁，而"鸡头米"则属于睡莲科植物芡实的成熟种仁。芡实生长在大江南北的湖泊水泽之地，以南方居多，与菱角、莲藕等同属于水生植物。比较著名的有江苏苏州芡实、浙江西塘芡实、广东肇庆芡实、山东微山湖芡实、河南信阳淮滨芡实等。

芡实含苞待放的花苞的花萼与花托，外形类似鸡头，故称之"鸡头米"。唐代诗人王建《宫词》云："如今池底休铺锦，菱角鸡头积渐多"。鸡头米以颗粒饱满、大小均匀、质地粉、无破碎、无杂质、干燥者为佳。

鸡头米是一味很好的天然保健品，含有多种营养素。每100 克鸡头米含有蛋白质 4.4 克、碳水化合物 78.7 克、磷 110 毫克、钙 9 毫克、维生素 C 6 毫克、烟酸 2.5 毫克等。据我国现存的第一部本草书——《神农本草经》记载"（鸡头米）主治湿痹，腰脊膝痛，补中，除暴疾，益精气，强志，令耳目聪明。久服轻身，不饥，耐老"，尤其适合中老年人食用。

鸡头米比较硬，需要炖煮较长时间才烂，味道甘、涩，性质平和。在南方民间，通常用鸡头米和鸡或鸭一起煲汤，口感比较好，如"鸡头米炖鸡"。

鸡头米除了保健之外，也可以治疗某些疾病。

例如，老年人常常有这样一些现象：尿频，一外出就找厕所，刚上完，走了几步，又回来上厕所，如此反复好几次；再就是夜尿多，总是起夜，严重影响睡眠。

其实，这些情况都是病态。中医认为肾主水，主管和调节人体水液的代谢。这种功能主要是靠肾中阳气来完成的。而老年人体质衰弱，肾阳气不足，气化不力，容易导致人体内水代谢的失常，且膀胱收缩无力，出现尿频、遗尿等症状。

遇到这种情况，有人用中药金樱子泡水喝，是有疗效，夜尿少了。可是新的问题又出现了，因为金樱子只管收涩，无补益之功，治标不治本，一天不喝金樱子水就不行。

这种情况还是用鸡头米调理比较好。鸡头米的正规学名叫做"芡实"，也是一味中药，味甘、涩，性平，入脾、肾经，具有益肾固精、健脾止泻、除湿止带的功效。本品味甘能补益，味涩能收涩。《本草纲目》云其："止渴益肾，治小便不禁、遗精，白浊，带下"。芡实既补又涩，标本兼治，适用于脾虚食少、泄泻、脾肾两虚之带下等症；也适用于肾虚不固之腰膝酸软、遗精、滑精、遗尿者。

鸡头米粥

取鸡头米 50 克，粳米 100 克，一起煮粥。鸡头米不容易熟烂，所以需要煮的时间比较长，才能水米交融。每天一碗，坚持不懈，方能见效。

粳米味甘性凉，具有健脾益气的作用，一方面可以增强鸡头米的滋补效果；另一方面，鸡头米比较硬，口感略差，添加了粳米可以增加粥的柔软性，吃起来口感会比较舒服。

小米清热作用更强，兼有热症时，可配小米。

本品既能健脾除湿，又能收敛止泻，可与薏苡仁、扁豆等同用，用治脾虚湿盛、久泻不愈者。

由于久泻，患者的消化功能差，食材用量要适当减少。用鸡头米 30 克、粳米 30 克、薏苡仁 20 克、白扁豆 20 克。一起煮粥，至米熟烂，即可停火。如果食欲差，可以先取汁液，徐徐饮服，慢慢地再给粥食。

芡实酸涩收敛，对外邪内侵、湿热下注所致的遗精、尿频等不宜用。

芡实与莲子同为睡莲科植物的种仁，均能益肾固精、补脾止泻、止带，补中兼涩。但芡实益脾肾固涩之中，又能除湿止带，故为虚、实带下证之常用品，应用比莲子更为广泛。

莲子、芡实虽性质比较平和，应用比较广泛，但毕竟有收涩之性，下列情况应注意：肝胃不和、肝气郁结、脘腹胀满、满闷不舒者不宜食；脾胃虚弱、食不运化、大便秘结者不宜食；刚生产的月子里的孕妇不宜食；外感邪气（风寒、风热、风湿、暑湿）者不宜食。

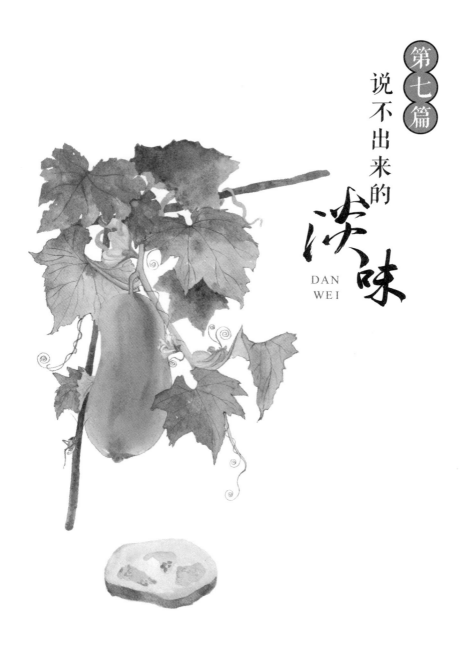

淡味小传

在各种滋味中，淡味是一种特殊的味，它怎么特殊呢？

我在讲中医营养课，讲到食物味的时候，都会问学生一个问题："淡味是什么滋味？"这时候，教室一下子变得特别安静，学生们有的望着天花板、有的紧锁眉头、有的闭目，他们在努力地回味着、思考着，用什么词语能说明白"淡"的滋味。每当看到这种情形时，我总是暗自感慨，有谁能够准确地描述出"淡"的味道？最后，我宣布答案："淡味就是味淡，淡得彻底就是没味。"学生恍然大悟，笑声一片。

夏天口渴难忍，去买个大西瓜。如果谁买了一个生的西瓜，吃后就会说："你买的是什么瓜呀，一点味儿都没有，和冬瓜一样。"的确，冬瓜是淡味的代表，淡淡的，一点味道都没有。

没味不等于没用，正如中国画的留白一样，有其存在的价值。所谓留白就是布白，就是把画面的某一部分空出来，什么都不画，用以衬托墨笔和整幅画的效果。看似无为胜有为，留白是一种技法，更是一种境界。

中国烹饪世界闻名，除食材丰富外，味的多样性也令人惊叹，甘、苦、酸、辛、咸，无所不有。但如果在烹饪中加入太多的调料，菜肴反倒显不出主料的本味了。只有与淡味配在一起，方能体现主料的原汁原味。

例如，浙江金华的著名特产金华火腿，是用当地猪腿腌制而成的。火腿形似琵琶，色泽鲜艳，皮色黄亮，肉质红润，肥肉香而不腻、瘦肉甜香而不柴，香气浓郁，美味可口，色、香、味、形俱佳，驰名中外。金华火腿还含有丰富的蛋白质和脂肪，以及多种维生素和矿物质。

如果火腿与鸡鸭一起煲汤，好上加好，但食客很难辨别出哪个是火腿的滋味。而与淡味的冬瓜相配，就能很好地反映出火腿的魅力。有一道菜叫"火腿蒸冬瓜"，一片冬瓜、一片火腿相间码放，一红一白，上锅蒸熟。在平平淡淡的冬瓜衬托下，火腿显得鲜美无比，回味无穷。

现在人们应酬多、饭局多。当你吃过山珍海味、醇厚菜肴之后，方知淡味的可贵，它是一缕芳香、一种清新、一处港湾，使人多了一份宁静、少了一份躁动。

在中医学中，淡味也是一方代表。中医认为淡味物品多作用于膀胱经、小肠经，具有淡渗利水、祛除湿邪的功效。

中医认为湿邪是一种病邪，有内湿和外湿之分。

外湿由外而生，是存在于自然界的湿气。外湿伤人，既与季节有关，还与生活、工作的环境有关。例如经常涉水淋雨、水上作业、游泳戏水、居住在潮湿之地（如海边、湖边）的人们都有可能受到湿邪的侵袭。

内湿由内而生，是由于脾气虚弱，失其健运，水液运化的功能受到阻碍，湿不能及时排出体外，在身体里蓄积停滞而造成的。脾虚不能健运，于是出现生痰、停水、腹胀、水肿。

水❶与湿是同类邪气，有"湿为水之渐，水为湿之积"的

---

❶ 编者注：此处的"水"指中医学范畴内的一种病因名，泛指水饮、痰饮一类的致病因素。

说法。水与湿都属于身体里面多余的有害东西。与一般的利尿剂不同，利水渗湿是个慢功夫，就是通过排尿这种方法，一点一点地将水与湿排出体外，邪去则身安。利湿品主要用于肥胖、水肿、排尿不利、大便泄泻、痰饮等症。

夏季雨水多、湿气重，人们很容易出现周身困重、四肢倦怠、不想吃饭等现象，可以常吃些淡味的食物调养身体。我国南方一些地区有夏季喝薏苡仁粥的习惯，可以有效除湿。

中药学谈到淡渗利湿药时，都会强调孕妇慎用或忌用。因为这类药物作用趋向偏于下行，在怀孕早期容易引起流产，在怀孕后期容易引起早产。

如果使用具有这类功效的食物，如冬瓜、白扁豆、薏苡仁、西葫芦等，就没有这个弊病。因为，食物作用比较缓和，孕期用之，既可以消水肿，安全性又高。

在各种滋味中，淡味是最不起眼的小角色，很难挑大梁，当主角。但是运用得当，就能化平淡为神奇。

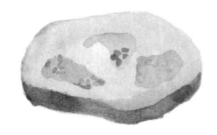

薏苡仁粥

在粮食类里，稻米、小麦、粟米算是长得俊的，可是有一个品种，也是禾本科植物的种仁，但是它长鼓鼓的，一端还裂着口，相貌不敢恭维，并且质地坚硬，口感也不好，煮出来的汤汁说不上什么味道，平淡如水，它叫"薏苡仁"。

虽然薏苡仁貌不出众，味道平淡，但千万别小看它。薏苡仁（简称"薏米"）可是一种古老的天然保健品，我国最早留存的本草古籍《神农本草经》一书中就有记载，并列为上品，供人服食。对于年轻人来说，薏苡仁是一味可美容瘦身的良药。

青春是美好的，花一般的年纪，花一样地绽放。青春却又是烦恼的，常会被一些生理、心理的问题所困扰。痤疮（青春痘）和肥胖是困扰多数年轻人的两大问题。

中医认为痤疮和肥胖的病因都和"痰湿"有关，这两个病都可以用薏苡仁粥来食疗。

取薏苡仁 60 克，洗净，煮粥。每日 2 次。薏苡仁比较硬，煮粥前最好用水把薏苡仁先泡上一个小时。

对于痤疮者而言，薏苡仁性质偏凉、味淡，可健脾化湿，可以减轻热性痤疮的症状，渐渐的痤疮局部的红肿就消退了。

对于肥胖者而言，薏苡仁甘以健脾、培补脾土；淡以渗湿，使补脾而不滋腻、祛湿而不峻利，为清补渗湿之品。脾虚湿盛所致的肥胖者适宜服食，食后湿去胖消，周身轻松。

薏苡仁有两种，生薏苡仁和炒薏苡仁，应根据具体情况选用。

生薏苡仁偏于清热利湿，如果舌红、舌苔厚腻属湿热者，可以用生薏苡仁，以祛脸上的痘痘或去脂减肥。

炒薏苡仁偏于健脾益气，多用于食欲不振、乏力等属脾胃虚弱的人。

如果既脾虚，又有湿气，怎么办呢？那就生薏苡仁和炒薏苡仁各一半，混合使用。

薏苡仁有一个缺点，单独煮粥口感不好。我们可以搭配一些其他的谷物，这样煮出来的薏苡仁粥口感柔软，不牙碜，米汤交融，好喝多了。

搭配最多的是粳米，粳米善补脾胃，增强了薏苡仁健脾益气的作用。

如果热象明显，则可以用薏苡仁加小米煮粥。小米性凉，既可健脾又可清热，从而加强薏苡仁祛湿清热的作用。

中医说"脾约便难者"不宜用薏苡仁，大便秘结的人，暂时不要吃薏苡仁，待胃肠道通畅后再吃。

合理的饮食，再配上薏苡仁粥，青春的你，一定更加健康与美丽。

白色的扁豆

提起扁豆，许多人想到的是"豆角""四季豆"，细长条，浅绿色，一般是将嫩豆及嫩豆荚一起食用，可以炒食、干煸、烧肉等，如"腊肉炒扁豆""干煸扁豆""扁豆炖排骨""橄榄菜四季豆"等；也可以与面搭配，做成"扁豆焖面""扁豆盒子""扁豆饺子""扁豆馅饼"等面食，颇受人们的欢迎。

下面所说的扁豆是专指白色豆荚里面的种子。

白扁豆，别名有"藊豆""白藊豆""南扁豆"等，主产于江苏、河南、安徽等地。秋季果实成熟时采取，晒干，生用或炒用。种子呈扁椭圆形，表面光滑，为淡白色或淡黄色，气微，味淡，嚼之有豆腥味。

白扁豆的营养价值比一般杂豆要高，每 100 克白扁豆含有蛋白质 28 克、碳水化合物 5.4 克、钙 116 毫克、铁 15 毫克、维生素 C13 毫克；脂肪很少，只有 0.2 克。

白扁豆不仅是食物，也是药物，明代李时珍在《本草纲目》中说："硬壳白扁豆，其子充实，白而微黄，其气腥香，其性温平，得乎中和，脾之谷也。"中药学将白扁豆归为补益药、补气药。但美中不足的是，白扁豆"味轻气薄，单用无功，必须同补气之药共用为佳矣"（《本草新编》），可以配粳米、小米、山药、猪肉末、牛肉末、鸡蛋等补气食物，以增强补益的效果。

白扁豆糕

白扁豆 100 克、山药 100 克、粳米粉 500 克、白糖适量。将白扁豆、山药洗净，蒸熟，捣烂，与粳米粉、适量白糖、清水混匀，上锅蒸熟，切块食用。

山药和粳米都具有补益作用，可以增强白扁豆的补气功效。

白扁豆不仅能补气以健脾，还能化湿，药性温和，补而不滞。《本草纲目》说白扁豆"入太阴气分，通利三焦，能化清降浊，故专治中宫之病，消暑除湿而解毒也"，适用于脾虚湿滞、食少、便溏或泄泻。

夏季天气炎热，雨水多，湿气重，身上容易起痱子。对于痱子人们常喝"绿豆汤""冬瓜汤""薏苡仁粥"等，以祛除湿邪。可是这些食物有一个共性，都属于寒凉之物，长期服用难免会损伤脾胃，导致胃部疼痛、胃脘不舒，大便溏泄等。

中医讲究春夏养阳，要时刻顾护人体的阳气不受损伤。相对那些一派寒凉的食材，白扁豆就显得尤为可贵。

人体的脾胃喜暖恶寒，白扁豆气清香而不窜，性温和而色微黄，与脾性最合。白扁豆能健脾化湿以和中，而且无温燥助热伤津之弊，故适于夏月之湿、脘满不舒、不思饮食、舌苔厚腻。南方有些地区人们夏天就经常喝"白扁豆汤"，以祛湿。

对于一般人来讲，经常喝绿豆汤没有问题，但对于脾胃虚寒的人来说，就应慎重一些，绿豆汤和白扁豆汤交替着喝，可能是一种比较稳妥的方法。

炒制可使白扁豆健脾止泻的作用增强。故白扁豆用于健脾止泻及作散剂服用时宜炒用。

现代研究发现，白扁豆水煎剂对痢疾杆菌有抑制作用；其水提物有抗病毒作用，而且对食物中毒引起的呕吐、急性胃炎等有解毒作用；尚有解河豚之毒的作用。

白扁豆还有解酒毒的作用，逢年过节，亲朋好友团聚，饮酒助兴，难免喝多了，此时炖一碗白扁豆汤，饮服或代茶饮，可以减轻醉酒的副作用。

除了白扁豆的种子外，扁豆花也可用。扁豆开花也挺好看的，蝴蝶状，花洁白，清爽淡雅。七八月间开始采收花，一定要选尚未完全开放的花，花一开，精华外泄，就会降低药效。晒干或阴干后收储，干燥的扁豆花呈不规则的三角形。

花有共性，也有个性。一般的花多具有疏肝、理气、解郁的作用，而扁豆花则有所不同，性质平和，味甘淡，无毒，侧重于健脾和胃、消暑化湿，主治痢疾、暑湿泄泻。

《本草图经》有一方，将扁豆花晒干，研成末，用稀稀的米汤送服，治疗女子赤白带下。

还可以取晒干的扁豆花和荠菜，洗净，切碎，放入食盐，调馅，做成小馄饨。做出来的小馄饨味咸鲜，有嚼头，口感好。扁豆花偏于清热除湿，荠菜偏于清热解毒，二者合用，能够辅助治疗痢疾、泄泻。

西葫芦饺子

前几年，学校旁边开了一家饺子馆，尝了尝，薄皮大馅，不太油、不太咸，感觉还不错。饺子种类也蛮多的，有三十多种。我想何不全吃一遍，体会不同饺子的味道。断断续续，用一年多时间，总算尝了一遍。

各式饺子比较来、比较去，感觉还是西葫芦馅饺子最好吃，点餐的次数最多。西葫芦的味道不像南瓜那样甘得彻底、甜得发腻；也不像冬瓜那样淡得彻底、基本没味。西葫芦的味道要细细体会，淡淡的，还略微带有一丝甜味，其妙处就在于食似无味却有味，食似甘甜却清淡，甘淡之间总相宜，恰到好处。

西葫芦饺子，馅料一般是荤素搭配，有加猪肉的、有加牛肉的，还有加羊肉的，可是肉的味道比较重，与西葫芦的淡雅之味不太协调。动物食材中要属鸡蛋的味道"云淡风轻"，与西葫芦相配比较和谐，因而西葫芦鸡蛋饺子从众多饺子馅中脱颖而出。西葫芦的营养成分主要以水分为主，还含有一定量的维生素和矿物质，蛋白质、脂肪甚少。而鸡蛋就不同了，营养丰富多了，每100克鸡蛋含有10%以上的优质蛋白、维生素 A234 毫克、磷 130 毫克、锌 154 毫克、钠 131.5 毫克。两者搭配，营养互补。

西葫芦鸡蛋饺子制作倒也简单，鸡蛋2个、葱花放入碗中，加盐，调匀，放入热油锅中，炒熟，切碎，备用。取西葫芦500克，去皮，洗净，擦成丝，挤去水分，与鸡蛋末一起拌匀，包成饺子。

西葫芦鸡蛋饺子很容易熟，大火烧开后，改用小火，煮开后，再浇一次冷水，水开即可捞出饺子。不宜煮时间长，否则容易破皮，饺子馅就露出来了。西葫芦容易出水，饺子要现吃现做，不宜久放。

西葫芦鸡蛋饺子清素，脂肪少，适合高血脂、冠心病、肥胖、高血压患者食用。

西葫芦鸡蛋饺子质地柔软，容易消化，更适合小孩和老人吃。

中医认为西葫芦味甘淡，具有清热利尿、除烦止渴、润肺止咳、消肿散结的功能，可用于辅助治疗水肿腹胀、烦渴、疮毒及肾炎等症。

从治疗水肿的角度看，用西葫芦煮汤的效果比西葫芦鸡蛋饺子好一些，因为鸡蛋味甘，甘则缓之，会缓和、降低西葫芦的利尿作用。为了加强利尿作用，我们还可以给西葫芦配上一个好伴侣——冬瓜，制作西葫芦冬瓜汤。

西葫芦冬瓜汤

取西葫芦 100 克、冬瓜 100 克，将二者洗净，切片，放入清水锅中，煮至熟即可，少放盐，淡食为佳。

冬瓜和西葫芦味淡，均有利尿、利水的作用，二者相配，相得益彰。为什么要少放盐呢？因为食盐中含有钠，钠多了，在体内储存水液，就会降低食物的利水作用，所以做此汤时，尽量少放盐或不放盐，淡食为佳。

淡淡的冬瓜

在众多的瓜菜中，有一种瓜比较特别，它没有华丽的外表，没有彩色的瓜肉，不甜、不苦、不酸、不辣、不咸，淡淡的，没有什么味道，它就是冬瓜。

冬瓜是一种常见的菜瓜，中国早在秦汉时代的《神农本草经》及三国时期的《广雅》中已有记载。我国从北到南都有种植。冬瓜大小不一，小的扁圆或长圆形，仅有 2 斤多重；大的长圆柱形，可达 10 多斤，甚至 20 多斤。

冬瓜平平淡淡，朴实无华，在大小宴席上都是本色出演，心甘情愿地充当配角。

冬瓜有两个特点：一是味淡，冬瓜味道极其清淡，甚至可以说淡而无味；二是色淡，冬瓜色浅，生时是白颜色，煮熟后呈透明状。

冬瓜无色，除了涮火锅时，加冬瓜片还顺眼外，单独用来做菜未免苍白。人们就想办法，通过借色借味让冬瓜"美丽"起来，口感丰富起来。

如"橙汁冬瓜条"，先把冬瓜洗净去皮，切成条状，放在碗中，用鲜橙汁浸泡数小时即可取出，摆放在盘中。此时的冬瓜条已经变成橙黄色，好看多了。口味也随之变成了橙子味，果香十足。"橙汁冬瓜条"色味俱佳，赏心悦目，使人有想吃的欲望。

早就听说台湾有一道著名的冷饮叫"冬瓜茶"。2000年我第一次到台湾进行学术交流，闲暇时就注意寻找，街边的冷饮比比皆是，逐一找遍白色饮料，却没有找到"冬瓜茶"的影子。

经询问，摊主递给我一杯深红色的饮料，"这个就是啦"，怎么是这个样子？原来"冬瓜茶"里面并非是单纯的冬瓜汁，而是加了生姜、红糖熬制而成的。

为什么要加红糖？红糖甘甜，可以改善冬瓜的口味。红糖性温，属暖色，可以赋予冬瓜暖暖的感觉。为什么加生姜？生姜性质偏温，可以佐制冬瓜的寒凉之性，以免损伤人体的脾胃阳气，出现胃脘不舒或胃疼等症状。

冬瓜的淡味可用于治疗水肿。治疗水肿，一般使用利水剂，利水剂作用比较强，一些身体虚弱的人耐受不了。而淡味渗湿的作用就缓和多了，可以一点一点慢慢地把水排出体外，从而水除肿消。治疗水肿，淡味渗湿的作用比利水要来得平和一些，起效虽然慢一些，但是疗效比较稳定、持久。水肿、高血压、肾脏病等患者可以多吃冬瓜，冬瓜汤、炒冬瓜、烧冬瓜均可。

以治疗为目的冬瓜菜，淡食为佳。淡食就是要少放盐，如果摄盐过多，可以导致水钠潴留，就会削弱冬瓜的渗湿利尿作用。

用冬瓜做菜取瓜瓤，一般将冬瓜皮、冬瓜籽顺手就扔掉了。可惜呀。需知冬瓜皮、冬瓜籽也是中药，它们的作用可比冬瓜瓤强多了。

冬瓜皮：味淡，性凉，入膀胱经，有利水消肿的作用。

我一般炖冬瓜汤时，很少去皮，而是将冬瓜连皮切成方块，直接炖汤喝，吃时去冬瓜皮即可。这样既方便省事，而且连皮炖汤利水的效果更强。

还有一个办法，就是把冬瓜皮洗净，切丝，晒干，收贮起来，备用。平日里取出适量的冬瓜皮干，煮水或泡茶喝，不仅适合水肿、小便不利者饮用，高血压患者、肥胖者也可以用。

冬瓜籽为冬瓜的种子，冬瓜籽作用与冬瓜皮基本相同，主要是清热利尿。

此外，据《神农本草经》记载："（冬瓜籽）味甘平。主令人悦泽，好颜色，益气不饥。久服轻身耐老。"

冬瓜籽洁白无瑕，以白美白，可以美白祛黑，是古代最常用的美容剂，为古代面脂中的常用品。

古代用冬瓜籽美容，不是采用通常的水煎法，而是采取一种特殊的方法，即先将冬瓜籽洗干净，沥水，用白酒浸泡数天，然后晒干，研成粉末，装瓶，收储。每次取 10 克，温水送服，每日 2 次。久服，可以润肤美白。

冬瓜瓤、冬瓜皮、冬瓜籽都是默默无闻的小角色，只要运用得当，总有发光的那一天。

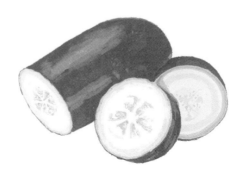

后记

　　"营养"一词，古已有之。"营"，有经营、营造、谋取之意；"养"，有滋养、调养、养护之意。1985年我调到北京中医学院刚成立的中医营养教研室，师从翁维健教授，边学习、边工作。2000年起主持全校营养教学工作。

　　我国传统的营养学是研究中医饮食理论及其应用的一门学科，有两千多年的历史，为中华民族的繁衍与健康做出了巨大的贡献。

　　上课时，我都会表达一个心愿，希望同学们学好营养，做中医营养的宣传员，使更多人受益。我常想，这种授课方式毕竟听众有限，如何使更多的人了解中医营养呢？

　　想来想去，觉得"滋味"是一个很好的切入点。它不像中医理论那样难懂，也不像食物归经、功效那样抽象，很生活、很直观，好理解。滋味里面有烹饪、有营养、有医理、有人生，丰富多彩、趣味无穷。于是，我有了这本书的写作初衷。从构思、动笔，到完稿，再加上反复修改，前后用了6年时间。

　　轻轻合上书稿，已是深夜时分，窗外并非一片黑暗，一轮明月高挂。回想30年的风和雨、苦与甘，历历在目，相信明天更美好。

　　感谢中医营养，感谢我的老师，感谢我的朋友，感谢我的家人，一路有你们，真好。

周　俭

2019年于北京